HYORON ブックレット

もう慌てない，戸惑わない
院内スタッフみんなでマスターする
救命処置
——最新ガイドラインに準拠した歯科医院のBLS——

Basic Life Support

〈監修〉**一戸達也**
〈編著〉**松浦信幸**

〈著〉**末石倫大**
谷本幸司
牧　宏佳

HYORON

はじめに
『日本蘇生協議会 蘇生ガイドライン2015』について

　平成27年10月16日に一般社団法人 日本蘇生協議会（JRC）から，『JRC 蘇生ガイドライン2015オンライン版』が公表されました．日本の標準的な心肺蘇生のガイドラインです．

　そもそも，蘇生ガイドラインは2000年に国際蘇生連絡委員会（ILCOR）とアメリカ心臓協会（AHA）とが協力して世界共通のガイドラインを初めて作成し，日本では一般財団法人 日本救急医療財団がこの要点だけを『救急蘇生法の指針』としてまとめました．2005年の改訂の際には，ILCOR は蘇生ガイドラインではなく，もととなる国際的なコンセンサス（CoSTR：International Consensus on Cardiopulmonary Resuscitation and Emergency Cardiovascular Care Science with Treatment Recommendations）を作成し，世界各地域の蘇生協議会がこれをもとに蘇生ガイドラインを作成することとなりました．

　日本は，JRC の所属するアジア蘇生協議会（RCA）がまだ ILCOR の正式メンバーではなかったため，CoSTR や AHA 蘇生ガイドラインなどを参考にして日本版救急蘇生ガイドラインを作成し，これに基づいて日本救急医療財団が『救急蘇生法の指針』を改訂してきました．

　2010年の改訂の際には，JRC は ILCOR のメンバーである RCA の一員として，CoSTR をもとに日本救急医療財団と合同で『JRC 蘇生ガイドライン2010』を作成しました．今回の改訂では，CoSTR をもとに JRC が蘇生ガイドライン2015を作成し，これを踏まえて日本救急医療財団がより具体的な『救急蘇生法の指針2015』を作成しています．

　以上のように，日本の標準的な蘇生ガイドラインは JRC が公表したものであり，たとえば AHA の蘇生ガイドラインは同じ CoSTR をもとにしていても，アメリカの事情に合わせて作成されているため，その内容は日本版と AHA 版とで若干異なっています．

■ どこが変わったのか

　『JRC 蘇生ガイドライン2015』における BLS アルゴリズム（JRC 蘇生ガイドライン2015第1章「一次救命処置」）は，『JRC 蘇生ガイドライン2010』と同様に，「さまざまな背景をもつ市民が，あらゆる年齢層の傷病者へ対応する場合を想定して作成された共通のアプローチ」であり，全体としては2010年版と大きな違いはありません．

表　「市民における BLS アルゴリズム」の2015年版における主な変更点

	2015年版	2010年版
市民救助者の脈拍触知	必要ない	行うべきではない
成人の胸骨圧迫の深さ	約5cmで6cmを超えない	少なくとも5cm
胸骨圧迫のテンポ	1分間あたり100〜120回	1分間あたり少なくとも100回
人工呼吸のための気道確保	頭部後屈あご先挙上法	頭部後屈あご先挙上法 訓練を受けた者は必要に応じて 下顎挙上法を用いてもよい

市民における BLS アルゴリズムの，2015年版における主な変更点を**表**にまとめました.

今後の動きについて

　前述したように，日本救急医療財団は『JRC 蘇生ガイドライン2015』の公表を受けて，『救急蘇生法の指針2015』の作成を開始し，2016年春には市民用が，秋には医療従事者用が刊行されました.

院内スタッフみんなでマスターする救命処置

　本書は，上述した『JRC 蘇生ガイドライン2015』の公表を受け，月刊『日本歯科評論』の2016年7月号に企画・執筆した特集「もう慌てない，戸惑わない　みんなでマスターする救命処置」を，雑誌発刊後の見直しを加味し，再編したものです.

　多様化する歯科医療において，安心・安全な歯科医療を提供するために，全身的偶発症の発生を未然に防ぐことが大切です. つまり，バイタルサイン（血圧，動脈血酸素飽和度，脈拍数，心電図）から患者の全身状態を正しく評価し，常にストレスの少ない歯科治療に心がける必要があります.

　また，院内医療安全対策として，スタッフ全員がいつでも緊急時対応ができるように日頃から役割分担を決め，救急車の手配から到着までの間に迅速かつ適切な一次救命処置（BLS：Basic Life Support）が行えるようトレーニングし，歯科医院全体として医療安全に取り組むことをお勧めします. 本書が，その参考となれば幸いです.

一戸達也・松浦信幸
東京歯科大学 歯科麻酔学講座

目次

はじめに ……………………………………………………………………… 2

執筆者一覧 ……………………………………………………………………… 6

Ⅰ 歯科医院に求められる救命処置 ……………………… 松浦信幸 …… 7

はじめに ……………………………………………………………………… 8

救命処置におけるBLSの位置づけ（BLSとALSの解説）………… 8

救命の連鎖 ……………………………………………………………… 9

BLSアルゴリズム──市民救助者と医療従事者のBLSの違い ……… 10

BLSの変遷 ……………………………………………………………… 16

歯科医療機関として求められるもの，最低限行えるようにすべきもの …… 18

Ⅱ BLSのベーシック ……………… 牧　宏佳／監修・松浦信幸 …… 21

スタッフも含めてBLSを学ぼう！ ……………………………………… 22

心肺蘇生法 ……………………………………………………………… 24

AED使用方法 ……………………………………………………………… 28

気道異物除去 ……………………………………………………………… 32

子供へのBLSの注意点 …………………………………………………… 34

BLSで覚えておいてほしいこと！ ……………………………………… 36

適切なBLSにはスタッフ全員による事前準備が必要 ………………… 38

コラム①命の異常を知らせる死線期呼吸　*24*／コラム②バイタルサイン　*30*／
コラム③胸骨圧迫における深さについて　*35*／コラム④小児における人工呼吸
について　*37*

Ⅲ 歯科医療機関として備えておきたい医療安全対策 …… 松浦信幸 …… 39

はじめに ……………………………………………………………………… 40

歯科医院の救急箱──その薬，いざというときに使えますか？ …… 40

緊急時にあると便利な器具・器材 ……………………………………… 43

AED（自動体外式除細動器）の管理法 ………………………………… 45

インシデント（ヒヤリ・ハット）事例に対する対策 ………………… 47

針刺し事故／誤飲・誤嚥 ………………………………………………… 48

Column AEDを導入して ……………………………… 谷本幸司 …… 52

BLS経験 ……………………………………………………………………… 52

AEDの導入 ………………………………………………………………… 54

AED導入後のトレーニング ……………………………………………… 54

「普通救命講習」に参加して ……………………………………………… 55

外来環の施設基準として ……………………………………………… 56

地域の医療機関として ……………………………………………… 56

Ⅳ 弁護士に聞きたい！ 法律（裁判例）から考える医療安全対策
……………………………………………………… 末石倫大 ……… 57

はじめに——"法律"はBLSの"障害物"か？ ……………………… 58

Q1 法的責任を問われるのが怖いから飛行機でのドクターコールにも手を挙げない医師が多いと聞く．歯科医院で何かが起きたとき，歯科医師が下手に手を出さないほうが法的責任を問われる可能性は低いのではないか？
……………………………………………………………………… 58

Q2 BLSの講習を受けていないと，救命処置を行ってはならないのか？ …… 59

Q3 人手が足りないとき，待合室の患者さんに手伝ってもらって構わないか？ …………………………………………………………………… 59

Q4 BLSを行う際に骨折を生じさせてしまったり，ネックレスを破損してしまったりしたら，賠償責任が生じるのか？ ……………………… 60

Q5 BLSのやり方が不適切だったから救命できなかった等として，法的責任を追及される可能性はあるか？ …………………………………… 60

Q6 119番通報までに時間がかかった場合，責任を追及されるのか？ ……… 62

Q7 重篤な状況かわからない段階で救急車を呼ぶのは，医院の評判にも関わるので躊躇するが…… ……………………………………………… 63

Q8 院内スタッフを対象とした安全対策はどこまで必要なのか？ ……… 64

Q9 歯科医院にはどのような設備を準備しておく義務があるか？ ……… 65

Q10 アドレナリン（エピネフリン）やステロイド等の薬剤を常備しておく義務はあるか？ …………………………………………………… 65

Q11 救急隊に患者を引き継ぐ際にやるべきことは？ ……………………… 66

Q12 普段の診療の中で気をつけるべきことはあるか？ …………………… 68

Q13 医療安全対策でトラブルとなったら，どこに相談すべきか？ ……… 69

Q14 「善きサマリア人の法」というものを聞いたことがあるが，これによって法的責任が免除されることはないのか？ ………………………… 70

おわりに——"法律"は先生方のBLSを求めている！ ……………… 70

コラム① "こういう判決がある"ということの意味するところとは？ *61*／コラム②歯科治療がきっかけで亡くなる患者さん *63*／コラム③医科疾患に対する気管内挿管や投薬等の高度な救急救命処置 *67*

索引 ………………………………………………………………………… 71

執筆者一覧

（五十音順／＊は監修者，＊＊は編者）

＊一戸 達也（いちのへ たつや）
〒101-0061　東京都千代田区神田三崎町2-9-18
東京歯科大学 歯科麻酔学講座 教授／東京歯科大学 副学長
一般社団法人 日本歯科麻酔学会 常任理事 指導医 専門医 認定医

末石 倫大（すえいし ともひろ）
〒105-0003　東京都港区西新橋1-7-2　虎の門髙木ビル4階
平沼髙明法律事務所 弁護士／社会歯科学会 評議員

谷本 幸司（たにもと こうじ）
〒104-0033　東京都中央区新川2-24-10
デンタルオフィス谷本

牧　宏佳（まき ひろよし）
〒103-0001　東京都中央区日本橋小伝馬町15-17　ASK日本橋ビル3階
ナオ歯科クリニック

＊＊松浦 信幸（まつうら のぶゆき）
〒101-0061　東京都千代田区神田三崎町2-9-18
東京歯科大学 歯科麻酔学講座 准教授
一般社団法人 日本歯科麻酔学会 指導医 専門医 認定医

「Ⅱ　BLSのベーシック」撮影協力：
東京歯科大学歯科麻酔学講座
一ツ橋歯科クリニック（池野宏宣，笠木星児，速水善崇）

＜HYORONブックレット＞

「HYORONブックレット」は，月刊『日本歯科評論』誌上でご好評をいただき，バックナンバーとしても多くのご要望があった特集などを，雑誌掲載後の情報も適宜追加し，ワンテーマの書籍として読みやすく再編するシリーズです．

I

歯科医院に求められる
救命処置

松浦信幸

はじめに

　日本歯科麻酔学会事故対策委員会，同安全医療委員会が全国の郡市区歯科医師会を対象として昭和53年から平成7年，平成17年から20年に実施した歯科医療事故事例報告のアンケート調査「歯科麻酔に関連した偶発症について」[1～7]によると，歯科治療における死亡症例の主な死因の約4割を急性心筋梗塞，心筋症や心弁膜症に起因した急性心不全が占め，約2割が脳出血やくも膜下出血といった脳血管障害，薬物アレルギーと気道閉塞はそれぞれ約1割でした（図1-1）．

　死亡例を含めた歯科医院での事故症例全体でみてみると，全身的偶発症の半数以上は局所麻酔時またはその直後に発症しており，歯科治療中の発症と合わせると全体の約7割以上を占めていました（図1-2）．

　つまり，患者にとって歯科治療時のストレスは術者の想像をはるかに越え，時として予期しない重篤な偶発事故を引き起こす可能性があるのです．もちろん，これら全身偶発症の予防が最重要ですが，本書では，歯科医院で発症した救命を必要とする全身偶発症（心停止）に対して，バイスタンダー（救急現場に居合わせた人）として迅速で適切な初期対応が実施できるように，院内スタッフ全員の共通認識としての「BLS実践のポイント」を中心に解説します．

　なお，本書は，2015年10月に日本蘇生協議会（JRC）が公表した『JRC蘇生ガイドライン2015』に準拠して解説します．

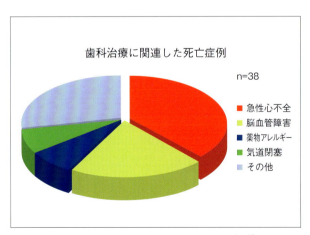

図1-1　歯科治療に関連した死亡例[1～7]．

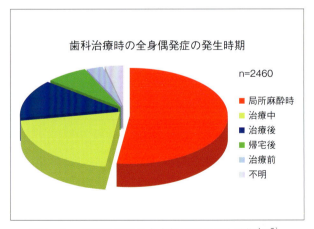

図1-2　歯科治療時の全身偶発症の発生時期[1～7]．

救命処置におけるBLSの位置づけ（BLSとALSの解説）

　BLS（basic life support）とは，一次救命処置の略称で，心停止や呼吸停止状態にある人（患者）に対して呼吸と循環をサポートし，救命のチャンスを維持するために行われる一連の処置で，特別な器具や医薬品を必要とせずに心肺蘇生法（CPR：

cardiopulmonary resuscitation）と自動体外式除細動器（AED：automated external defibrillator）の使用のみで誰もが行える救命処置のことをいいます.

ALS（advanced life support）とは，二次救命処置の略称で，救急車内や病院などで救急救命士や医師などの専門チーム（ALSチーム）により医療機器や薬物を用いて行う救命処置のことです.

救命の連鎖

心停止や呼吸停止状態にある人を救命し，社会復帰に導くための一連の行いを「救命の連鎖」といいます．JRC蘇生ガイドライン2015では以下の4つの要素の連鎖を提唱しています（図1-3）.

1．心停止の予防

第1の要素は，心停止の原因をいかに未然に防止するかです．小児の心停止の主な原因は，交通事故，窒息，溺水といった不慮の事故によるもので，予防には日頃からの管理，指導が重要となります．一方，成人の心停止の主な原因は，急性冠症候群（急性心筋梗塞，不安定狭心症，心臓突然死）と脳卒中（脳梗塞，脳出血，くも膜下出血など）です．予防には動脈硬化性疾患をしっかりと管理することで発症のリスクを低下させ，発症時にはその初期症状にいち早く気づき，迅速な対応を行うことが重要となります.

歯科医院においては，痛み，恐怖，不安などのストレスの少ない歯科治療を心がけ，必要であれば積極的に生体モニタ監視下での治療を行い，偶発症の発症を未然に防ぐことが重要となります.

2．早期認識と通報

第2の要素は，目の前で倒れている人の意識がなく，心停止と呼吸停止の可能性を認識した場合に，ただちに応援を要請し，119番通報とAEDの手配を行うことで，AEDと救急隊の到着が少しでも速くなるように努めることです.

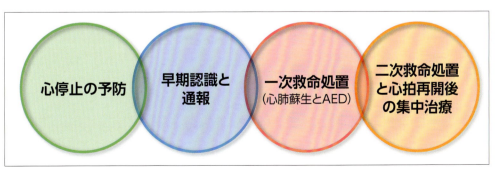

図1-3　救命の連鎖[8].

歯科治療中に目の前で患者が急変した場合に，それにいち早く気づき，救急隊の要請や AED が必要と判断した場合には，速やかにスタッフに対して119番通報と AED の手配の指示を出し，CPR へと移行します．

3．一次救命処置（心肺蘇生と AED）

第3の要素は，バイスタンダーによって行われる BLS で，循環と呼吸をサポートする CPR と AED を使用した一連の処置のことです．心停止の状態が長引くと，低酸素症による脳へのダメージが大きくなり社会復帰が困難となるため，心停止により心臓のポンプ機能が失われた場合には，速やかに CPR を実施し，血液を脳や心臓に送り続けることが重要です．血液の循環により酸素供給が維持されることで，AED による心拍再開の可能性と社会復帰の可能性を高めることができます．

歯科医院内において患者の救命処置が必要と判断された場合には，ただちに CPR を開始し，救急隊の到着まで循環と呼吸のサポートと速やかな除細動を施行します．歯科医院では，第1から第3の要素までを院内スタッフと連携して迅速かつ絶え間なく行うことで患者の救命率を高めます．

4．二次救命処置と心拍再開後の集中治療

第4の要素は，バイスタンダーによる BLS のみでは心拍が再開しなかった場合に，引き続きの BLS と並行して，ALS チームによって専門的な医療機器や救急薬品を用いて行われる処置のことです．心拍再開後も専門的な集中治療を行うことで，患者の社会復帰の可能性を高めることができます．

BLS アルゴリズム──市民救助者と医療従事者の BLS の違い

BLS アルゴリズムとは，BLS を行うにあたり必要な処置や手順をわかりやすく整理したものです．JRC 蘇生ガイドライン2015[8] では市民救助者用と医療従事者用の BLS アルゴリズムが収載されていますが，医療従事者であっても呼吸の確認や脈拍の確認に自信がない場合，CPR に熟練していない場合には，確認に時間をかけずに，胸骨圧迫の開始が遅れないように，ただちに市民救助者用の BLS アルゴリズムに準じた BLS を施行することが推奨されています．

図1-4に JRC 蘇生ガイドライン2015における市民救助者用の BLS アルゴリズム，図1-5に医療従事者用の BLS アルゴリズムを示します．医療従事者用の BLS アルゴリズムでは，呼吸の確認時に頸動脈の触知を行うこと，傷病者が小児で救助者が2名いる場合には胸骨圧迫と人工呼吸を15：2で行うことが求められています．以下，市民救助者 BLS アルゴリズムの流れについて概説します．

1．安全の確認（図1-4；ボックス1）

　まず，第1に周囲の状況を観察し，安全の確認を行います．歯科医院においても BLS を行う前に，周囲に危険なモノ（鋭利な治療器具など）がないかを確認し，BLS が十分に行えるように安全を確保します．

2．反応の確認（図1-4；ボックス2）

　脳血管障害が原因による意識消失の場合は，片側に麻痺を生じている場合があるため，必ず傷病者（患者）の両肩を叩きながら大声で呼びかけ（図1-6），何らかの応答や嫌がるなどの仕草がなければ，「反応なし」と見なします．

3．救急通報（図1-4；ボックス3）

　呼びかけに対して反応がない場合には，ただちに人を呼び，119番通報と AED の手配を依頼します．歯科医院内で人（スタッフ）が十分にいる場合には，一連の経緯と経過を記録する担当を指示することも重要です．この記録が，ALS チームに引き継がれたときに，患者救命のための重要な参考資料となります．反応の確認の際，その有無の判断に自信がない場合，また，どのように対応してよいかわからない場合でも必ず119番通報し，消防の通信司令員の指示に従います．

4．呼吸の確認と心停止の判断（図1-4；ボックス4）

　呼吸の有無の判断はきわめて重要な手技です．CPR に熟練した医療従事者であれば，頭部後屈あご先挙上法による気道の確保を行い，呼吸の確認（図1-7）と同時に頸動脈触知（図1-8）による脈拍の確認を10秒以内に行うべきですが，その手技に自信がない場合には，市民救助者と同様に患者の胸と腹部に動きがあるかを10秒以内で判断し（図1-9），ない場合には「呼吸なし」と見なし，胸骨圧迫を開始します．

　呼吸停止後に認められる，あえぐような，しゃくり上げるような不規則な呼吸（死戦期呼吸）も「呼吸なし」と見なします．くれぐれも呼吸の確認に10秒以上かけず，胸骨圧迫の開始が遅れないようにすることが重要です．患者に普段どおりの呼吸が認められる場合には，患者を横向きの姿勢にし，気道を確保して呼吸状態を確認しながら救急隊の到着を待ちます．

5．胸骨圧迫（図1-4；ボックス5）

　心停止を疑った場合に，気道確保，人工呼吸よりも先に胸骨圧迫から CPR を開始します．胸骨圧迫の部位は胸骨の下半分で（図1-10），地面に垂直となるように胸の真ん中を真上から圧迫します．圧迫の深さは約5cm 沈む程度で6cm を超えないようにします（図1-11）．これは，約5cm しっかり押すが，力まかせに過剰な胸骨圧

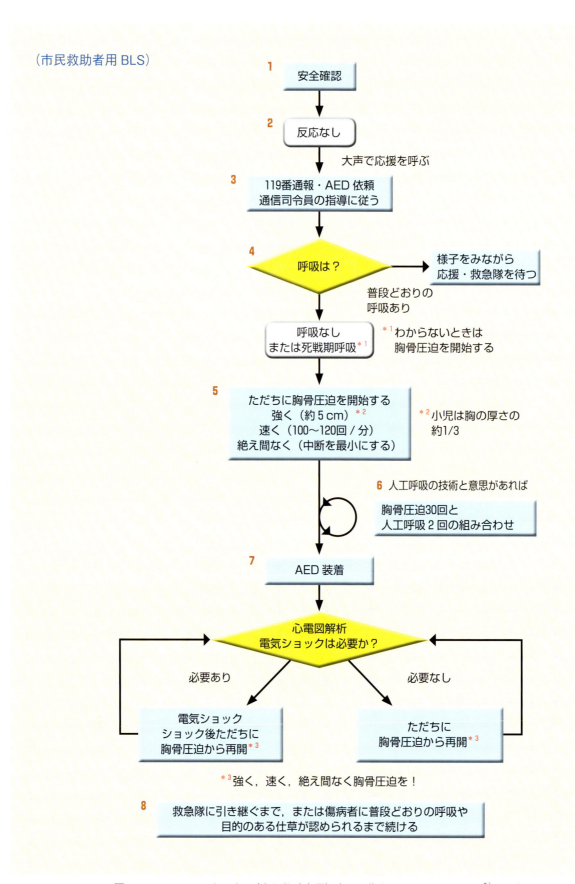

図1-4 BLSアルゴリズム（市民救助者用）（JRC蘇生ガイドライン2015[8]より）．

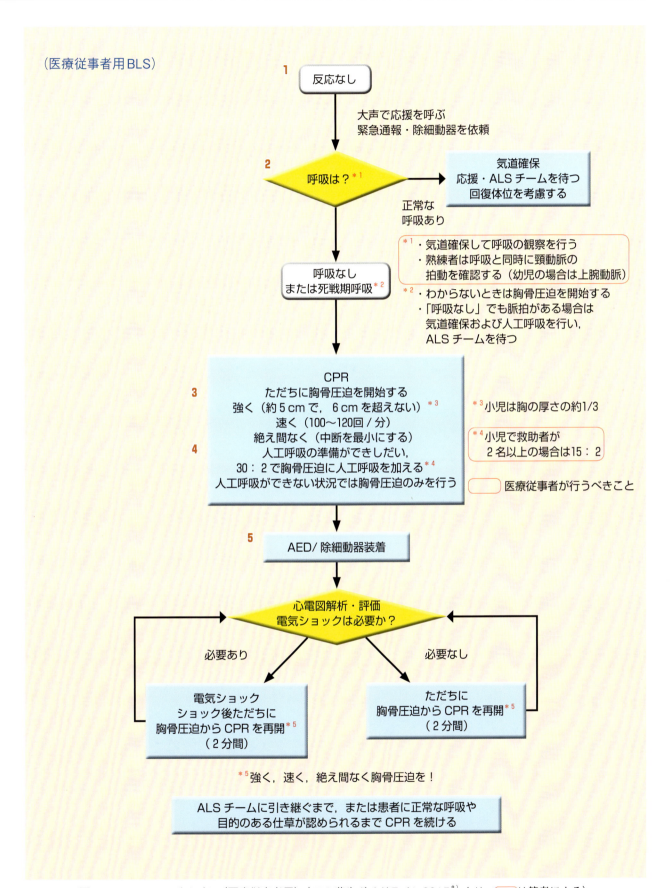

図1-5 BLSアルゴリズム（医療従事者用）（JRC蘇生ガイドライン2015[8]）より．▢は筆者による）．

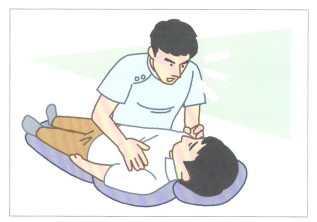

図1-6 反応の確認.
大声で呼びかけながら, 患者の両肩を叩いて反応の確認を行う.

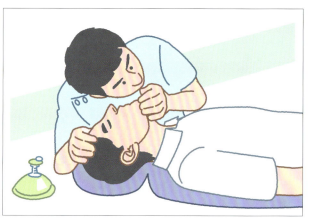

図1-7 呼吸の確認.
医療従事者は, 頭部後屈あご先挙上法で気道の確保を行い, 呼気の有無, 胸郭の動きを確認しながら10秒以内に呼吸の確認を行う. このとき同時に脈の確認を行う.

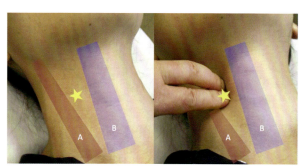

図1-8 頸動脈触知の位置(A:胸鎖乳突筋(赤帯), B:気管(青帯)).
気管を触知し, 指を外側方へずらす. 気管と胸鎖乳突筋の間のくぼみ(星印)に指先を少し深く差し込むと頸動脈を触知することができる.

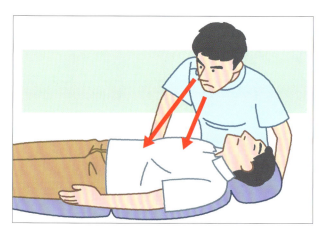

図1-9 目視による呼吸の確認.
患者の胸と腹部に動きがあるかを10秒以内で判断する.

迫をしないことを意味しています.

　小児(1歳〜15歳程度)の場合は胸の厚さの1/3の深さを目安とします. 圧迫のテンポは成人も小児も同様に100〜120回/分です. 毎回の胸骨圧迫解除時には, 胸が元の位置に戻るようにしっかりと除圧し, 圧迫と圧迫の間で胸にもたれかからないことが重要です. 適切な深さと適切なテンポで質の高い胸骨圧迫を心がけます.

6. 胸骨圧迫と人工呼吸(図1-4;ボックス6)

　訓練を受けていない救助者, または, ポケットマスクやフェイスシールド(図1-12)がなく, 感染の危険性から口対口の人工呼吸が困難な場合には胸骨圧迫のみで構いません. 救助者がBLSの訓練を受けており, 技術とそれを行う意思がある場合

Ⅰ 歯科医院に求められる救命処置　15

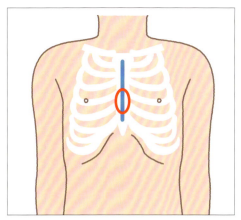

図1-10　胸骨圧迫の位置．
胸骨（青）の下半分（赤丸）で，胸の真ん中．

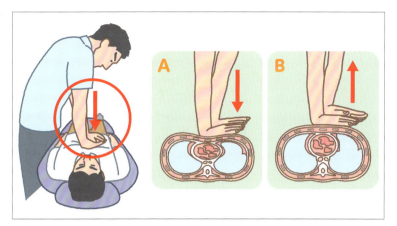

図1-11　胸骨圧迫．
胸を真上から圧迫する（**A**）．圧迫の深さは5cm沈む程度とし，6cmを超えない．圧迫のテンポは100〜120回／分．胸骨圧迫解除は，胸が元の位置に戻るようにしっかりと除圧し（**B**），胸にもたれかからぬようにする．

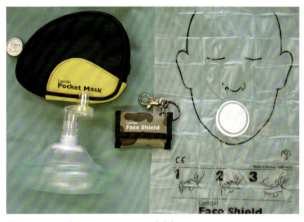

図1-12　ポケットマスク（左）とフェイスシールド（右）．
人工呼吸時の感染のリスクを回避し，安全で効率よく人工呼吸を行うことが可能．

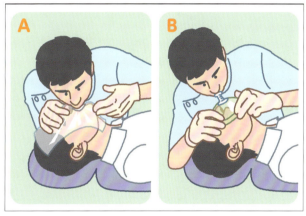

図1-13　人工呼吸．
頭部後屈あご先挙上法で気道確保し，しっかり鼻をつまんで呼気を吹き込む（**A**）．呼気の吹き込みは1回1秒かけて2回までとする．ポケットマスクを使用した人工呼吸（**B**）．マスクと顔に隙間ができないようにしっかりと密着させます．

には，胸骨圧迫と人工呼吸を30：2の比で行います．特に小児の場合は，呼吸系のトラブル，つまり低酸素が原因の心停止の可能性が高いため，人工呼吸と組み合わせたCPRが望ましいです．

　人工呼吸時の気道確保は，頭部後屈あご先挙上法を用います．呼気の吹き込みは1回1秒かけて2回行い，吹き込み量は患者の胸が上がる程度です（**図1-13**）．人工呼吸による胸骨圧迫の中断は10秒以内となるように心がけます．

7．AEDの装着（図1-4；ボックス7）

　AEDが到着したら，速やかに電源を入れ，パッドを右側前胸部と左側胸部脇に装着します（**図1-14**）．未就学児童の場合には通電量を調整した小児用パッドを使用し

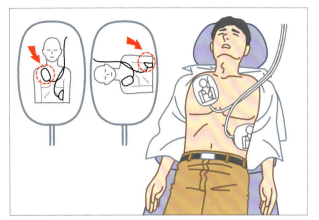

図1-14 AEDパッドの装着位置.
AEDは到着後すぐに電源を入れ，パッドに描かれたイラストどおりに右側前胸部と左側胸部脇に装着する.

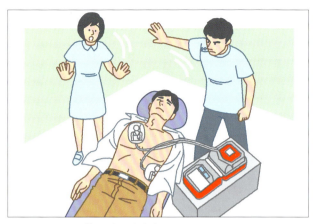

図1-15 AED使用時の注意点.
AEDによる心電図解析とショック時には，他の救助者を患者から離れるように指示出しをしっかり行う.

ますが，成人用パッドを代用しても構いません．しかし，成人に対しては小児用のパッドは使用できません．

AEDパッドの装着は，胸骨圧迫は中断せずに行います．パッド装着後，AEDによる心電図の自動解析が行われます．解析中に患者に触れてしまうと正確な解析の妨げとなるため，必ず患者から離れます．ショックが必要な場合には，AEDの音声メッセージに従ってショックボタンを押しますが，このときも必ず患者から離れるように周囲に対して明確な指示出しを行うことが重要です（図1-15）．

8．BLSの継続（図1-4；ボックス8）

AEDによる心電図解析の結果，ショックが必要であった場合も，そうでなかった場合も，ただちに胸骨圧迫から再開しなければなりません．CPRは救急隊が到着し，引き継ぐまで繰り返し継続される必要があります．

患者に普段どおりの呼吸が認められる，または，目的のある仕草が認められた場合には，CPRをいったん中止し，呼吸を観察しながら救急隊の到着を待ちます．再度心停止の可能性もあるため，AEDの電源は切らずに，装着したパッドも貼ったままにしておきます．

BLSの変遷

1．A-B-CからC-A-Bへ

日本版救急蘇生ガイドライン2005以前のCPRは，A（airway：気道確保），B（breathing：人工呼吸），C（circulation：胸骨圧迫）の順に施行していましたが，JRC蘇生ガイドライン2010からはC-A-Bとなり，人工呼吸よりも胸骨圧迫を優先することが推奨されました．これは，心停止の時間を最小限にすることで高い救命率が

期待できるためです．胸骨圧迫は誰にでもできる手技であり，躊躇することなく容易に実施できるため，すべての救助者に対して最初に要求される手技となりました．

2．JRC 蘇生ガイドライン2015の変更点

国際蘇生連絡協議会（ILCOR）が作成した「心肺蘇生と救急心血管治療における科学と治療勧告についての国際コンセンサス」（CoSTR）に基づいて，JRC 蘇生ガイドライン2015が公表されました．今回の改訂で，バイスタンダーが迷うことなくスムーズに BLS を行えるような方法と表現に修正されています．以下に BLS アルゴリズムにおける主な変更点を示します．

●呼吸の確認と心停止の判断

JRC 蘇生ガイドライン2015では，傷病者に反応がなく，呼吸の確認に自信が持てない場合には，ただちに胸骨圧迫を開始することを推奨しています．トレーニングを受けた熟練者でなければ，傷病者が心停止であるかどうかの認識は容易ではないため，迷った場合にはただちに胸骨圧迫を開始することが重要です．

●胸骨圧迫の深さ

これまでのガイドライン2010では「胸骨圧迫は少なくとも 5 cm 以上」でしたが，JRC 蘇生ガイドライン2015では「圧迫の深さは約 5 cm 沈むように圧迫するが， 6 cm を超えない」と変更されています．これは，ただ強く押すのではなく，適切な強さで押すことを意識させるためです．

●胸骨圧迫のテンポ

ガイドライン2010では，胸骨圧迫のテンポは「少なくとも 1 分間に100回以上」でしたが，JRC 蘇生ガイドライン2015では「 1 分間に100～120回のテンポで行う」と変更され，質の高い胸骨圧迫を行うことの重要性が協調されました．これにより，効果的な胸骨圧迫を長時間継続させることが可能となります．

●胸骨圧迫解除時の除圧

これまでも胸骨圧迫時の圧の解除については記載がありましたが，「毎回の胸骨圧迫の後には，胸を完全に元の位置に戻すために，圧迫と圧迫の間に胸壁に力がかからないようにする．ただし，胸骨圧迫が浅くならないよう注意する」と胸骨圧迫の解除を意識するよう具体的な文言が追加されました．

●119番通報は，救急車の要請だけでなく，助言や指導を仰ぐことも可能

　携帯電話など通信手段の普及により，119番通報において，救急車の手配だけでなく，心停止の判断に迷った場合やBLSの手技などがわからない場合には，消防の通信司令員に指示を仰ぐことの重要性が追加されました．また，通信指令員に対しても「訓練を受けていない救助者に対して電話で心停止を確認し，胸骨圧迫のみのCPRを指導すること」が明記されました．

歯科医療機関として求められるもの，最低限行えるようにすべきもの

1．119番通報を優先させる理由

　ALSチームとの最初の接触は119番通報によって行われます．前述しましたが，救命の連鎖においても119番通報による救急システム起動の重要性が強調されています．119番通報で通信指令員は傷病者の正確かつ早い段階での心停止を認識することができ，優先度の高い救急隊の要請と指令が可能となります．また，救助者がCPRに自信がない場合には，通信司令員にその旨を伝えることで，呼吸・心停止の判断やCPRの方法などに関する口答での指示を仰ぐこともできます．

　心停止となった場合，約15秒で意識が消失し，3〜4分以上経過すると脳は不可逆性のダメージを受けるといわれており，救命の可能性は時間とともに低下します（図1-16）．総務省消防庁発表の『平成29年版 救急・救助の現況』によると，救急車要請の通報を受けてから現場に到着するまでの所要時間は全国平均で8.5分（平成28年）でした．よって，迅速な119番通報によるALSチームの発動とバイスタンダーによる迅速な救命処置が行われることは，傷病者の救命の可能性を飛躍的に高めます．

2．ALSチームの到着前にすべきこと

　歯科医院内で患者が急変し，心停止と判断された場合には，迅速で質の高いCPRが行われることはもちろんですが，それと同時にALSチームに引き継がれるまでの間にすべきことがいくつかあります．

　　・生体モニタ，酸素などの緊急機材の準備
　　・患者の容態急変からの経時的記録（処置内容，バイタルサインなど）
　　・患者家族への連絡
　　・他の予約患者への対応
　　・患者の荷物，カルテ，保険証の準備
　　など

　救助者（歯科医師）は緊急時にこれら役割をスタッフに指示するか，日常の院内医療安全対策として予め役割分担を決めておくことが重要です．

　到着したALSチームに対しては，当日の治療内容，容態急変から現在までの状況

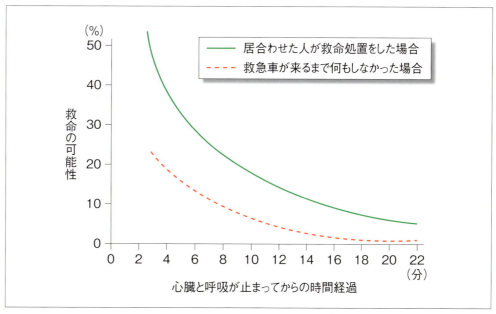

図1-16 救命の可能性と時間経過（文献[9,10]より）.

と記録内容，患者情報（年齢，性別，基礎疾患の有無，内服薬の内容など）について詳しく伝えます．その後，救急車に同乗して搬送先の病院に行くことが望ましいです．

3．BLS講習のアップデート

BLSの講習会は全国各地で行われており，AHA（アメリカ心臓協会）ガイドラインに準拠した日本ACLS協会が主催するもの，各種学会企画のもの，自治体の消防署が主催するものなどさまざまです．中には，一般市民向け，歯科医院向け，医療職向けなどの職業に特化した講習会も行われています．

定期的に歯科医院スタッフと共に医療安全に関する講習会に参加し，知識の共有とスキルアップを図ることは，歯科医院全体の医療安全の向上と，歯科医院への信頼の向上につながります．

参考文献

1）古屋英毅：麻酔に関連した偶発症について—昭和55年度の郡市区歯科医師会に対する調査から—．日歯医会誌，34：635-638，1981．
2）古屋英毅：麻酔に関連した偶発症について—昭和56年度の郡市区歯科医師会に対する調査から—．日歯医会誌，35：1135-1139，1983．
3）松浦英夫：麻酔に関連した偶発症について—昭和59年度の郡市区歯科医師会に対する調査から—．日歯医会誌，38：171-175，1985．
4）松浦英夫：麻酔に関連した偶発症について．日歯医会誌，39：517-526，1986．
5）新家　昇：麻酔に関連した偶発症について．日歯医会誌，45：663-672，1992．
6）染谷源治，新家　昇：歯科麻酔に関連した偶発症について　郡市区歯科医師会に対する偶発症のアンケート調査報告（平成3年1月〜平成7年12月）．日歯麻誌，27：365-373，1999．
7）谷口省吾，渋谷　鉱，嶋田昌彦：歯科治療に関連した全身的偶発症について—郡市区歯科医師会に対する偶発症アンケート調査報告—．日歯医会誌，63：1297-1301，2011．
8）一般社団法人　日本蘇生協議会監修：JRC蘇生ガイドライン2015．医学書院，東京，2016．

9) Holmberg M, Holmberg S, Herlitz J：Effect of bystander cardiopulmonary resuscitation in out-of-hospital cardiac arrest patients in Sweden. Resuscitation, 47：59-70, 2000.

10) 日本救急医療財団心肺蘇生法委員会監修：改訂 5 版　救急蘇生法の指針2015（市民用・解説編）. へるす出版, 東京, 2016.

11) 日本歯科医学会厚生労働省委託事業「歯科保健医療情報収集等事業」歯科治療時の局所的・全身的偶発症に関する標準的な予防策と緊急対応の立案作業班：歯科治療時の局所的・全身的偶発症に関する標準的な予防策と緊急対応のための指針. 平成26年 3 月31日.

II

BLSのベーシック

牧　宏佳

監修／松浦信幸

スタッフも含めてBLSを学ぼう！

「先生，○○さんの具合がおかしいです」とスタッフからいわれたとき，皆さんは何を考えるでしょうか？　多くの方が「まさか，そんなはずは！」と思うことでしょう．なぜなら，日々の診療の中で，全身的偶発症に遭遇することがほとんどないからです．そのため，患医双方とも「歯科治療は比較的安全」という錯覚に陥っているのではないでしょうか．歯科治療は，局所麻酔をはじめとして「歯の切削」「外科処置」といった侵襲を生体に加えているため，何が起きても不思議ではないのです．もちろん，何も起きないよう努力することが第一ですが，発症したときに備えて医療機関として適切な対応ができるように，スタッフも含めて準備をしておきましょう．

これから心肺蘇生法を学んでいくうえで，バイタルサインだけは絶対に理解をしておかなければなりません．緊急状態が発症した場合には，症状の状態を把握することが何よりも重要だからです．バイタルサインとは，人が生きている状態を示す兆候あるいは所見のことで，一般的には脈拍，血圧，呼吸，体温の4つです．救急医学では，これに意識レベルも加わり，5つになります（コラム②を参照）．このように，いくつもあると，誰もが「何からすればいいの？」という優先順位を必ず知りたがると思います．これには，残念ながら答えはありません．患者さんの基礎疾患や状態，そのときの症状などによって総合的に判断をしなければならないからです．歯科麻酔科医など緊急時の対応に精通している方々は，的確な判断ができますが，慣れていない先生では間違いなく焦ってしまい，5つを正確に把握することはまず無理だと思われます．ですから，1番目に「意識があるかないか」，そして2番目に「呼吸」という2つだけは把握するように心がけていただきたいと思います．

さて，これからがBLSのスタートとなります．図2-1は日本蘇生協議会（JRC）の市民救助者用BLSアルゴリズム（ガイドライン2015）です．この流れに沿って1つ1つの手順を確認していきましょう．

● BLSのアルゴリズム

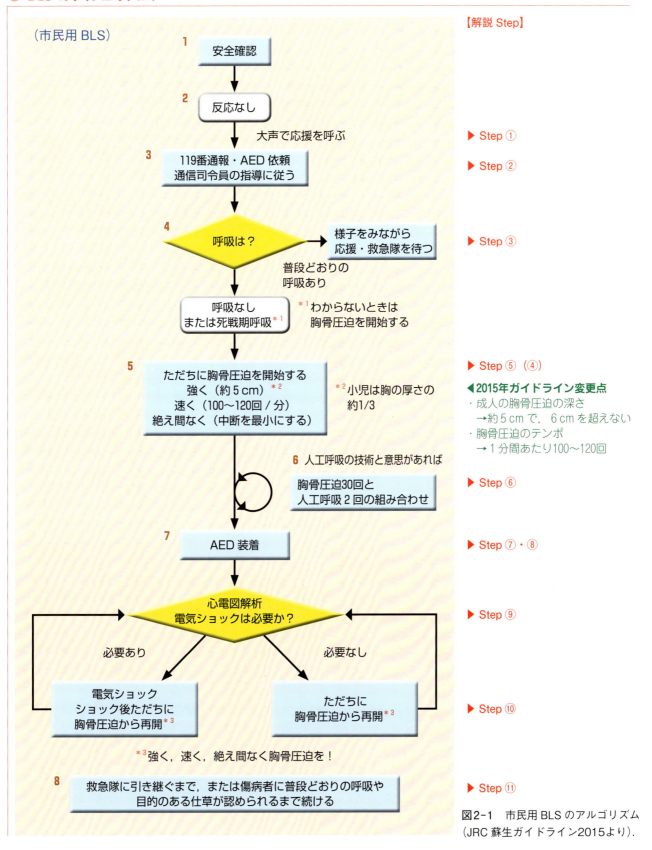

図2-1　市民用BLSのアルゴリズム（JRC蘇生ガイドライン2015より）.

心肺蘇生法

① 患者さんが急変あるいは倒れたら……

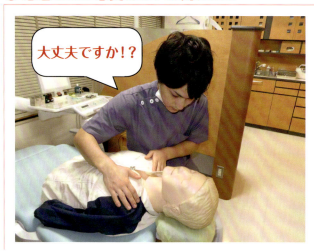

▶ **Check Point!**

先に述べたように，まずは患者さんの「意識の確認」です．「大丈夫ですか？」などと声を掛けるのですが，一緒に肩も叩きながら反応の確認をします．このとき，写真のように必ず両肩を叩くようにします．これは，脳血管障害で片側麻痺がある場合に，反応を見誤ってしまう可能性があるからです．

そして，声掛けの際には，できるだけ大きな声で行うことが大切です．大声で行うことによって，周囲に「緊急事態」あるいは「何かおかしい」ということが伝えられるからです．緊急時の対応は，さまざまなことを同時進行していかなければなりませんので，医院のスタッフ全員で対応することが必要になります．

② 周りのスタッフへの指示（119番通報とAEDの手配）

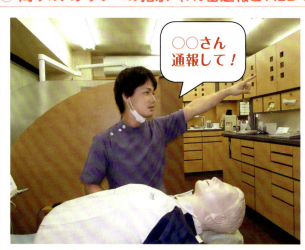

▶ **Check Point!**

Step ①で「意識がない」あるいは「不明瞭」の場合にはただちに119番通報を行います．また，同時にAEDの手配も行います．

このときに「○○さん通報して」「○○さん AED 持ってきて」などと名指しで指示をすることが大切です．「誰か○○」というような指示では，「誰かがしてくれるだろう」という思いが働くために，緊急時には不適切です．

コラム① 命の異常を知らせる死戦期呼吸

呼吸があるからといって問題がないわけではありません．一見，呼吸をしているように見えても，心停止の直前あるいは直後に見られる「死戦期呼吸」かもしれないからです．

死戦期呼吸は，「あえぎ呼吸」ともいわれる異常な呼吸で，しゃくりあげるような様子が1つの特徴です．この呼吸は「心停止のサイン」なので必ず覚えておく必要があります．ですから，呼吸の確認で「少しでも異常」あるいは，「判断に自信が持てない」という場合は，「すべて心停止」と判断をするようにしましょう．

③ 呼吸，脈拍の確認

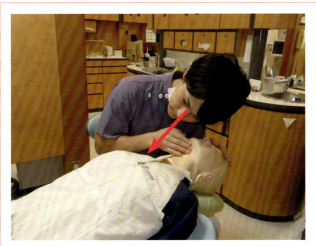

▶ **Check Point!**

2010年版のJRCガイドラインから呼吸の確認は，上半身（胸と腹部の上下運動）の動きを見て評価することになっています．

これは，一般市民がBLSを行うときにCPR（心肺蘇生法）の迅速な開始ができるように，観察手技が簡略化されたためです．もちろん，これでも十分ですが，医療従事者としては頭部後屈あご先挙上法を行い，胸の動きを見ながら顔と耳で呼気を感じるかで呼吸の判断をより確実に行いたいものです．

また，脈拍の有無によって心停止を確認する方法もありますが，信頼性に欠けるとして脈拍の確認は推奨されていません．しかし，呼吸のときと同様に医療従事者としては，確認をするようにしましょう．このときは，手首ではなく頸動脈で確認します．呼吸，脈拍の確認は5秒以上10秒以内に行わなければなりません．

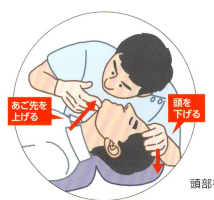

頭部後屈あご先挙上法

④ 背板の支えとなる丸イスを設置して水平位に！

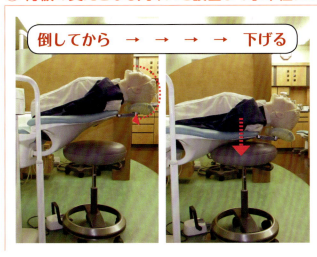

▶ **Check Point!**

歯科医院の場合，デンタルチェアー上で全身的偶発症が生じる可能性が最も高いはずです．そのため，チェアー上で胸骨圧迫ができる環境を整える必要があります．

背板を倒して水平にし，胸部相当部の下に椅子を置き，デンタルチェアーの高さを下げて安定させます．患者さんを床に移動させることが可能であればより確実かもしれませんが，数十kgの患者さんを移動させるのに，スタッフの人数も必要になりますし，床に落として怪我をさせる危険性もありますので，現実的ではありません．チェアーユニットを活用する方法なら，1人で10秒もあれば十分に行えます．

⑤ 胸骨圧迫を行う！

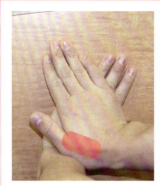
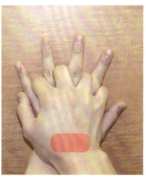

■……手の付け根の部分で圧迫する

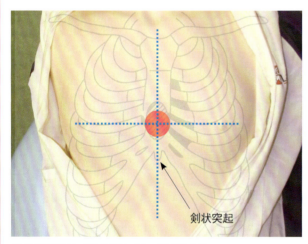

胸骨の下半分（胸の真ん中）を圧迫する

▶ Check Point!

現在，心肺蘇生法は「A-B-C」から「C-A-B」の順番に変更されています．つまり，胸骨圧迫の重要性が非常に高いということになります．そして，最適な胸骨圧迫の定義とは「正しい位置を，正しい深さとテンポで圧迫し，圧迫と圧迫の間の解除を完全にして中断を最小限にする」とされています．

１）胸骨圧迫の位置，手つき，姿勢
・位置……「胸骨の下半分」（胸の真ん中）
・手つき……他方の手をその手の上に重ねる（両手の指を交互に組んでもよい）．手の付け根の部分で圧迫をする．
・姿勢……肘をまっすぐに伸ばして垂直方向から体重がかけられるようにする．

２）正しい深さとテンポ
❶強く……６cmを超える過剰な圧迫は避け，約５cmの深さ（成人の場合）
❷速く……１分間に100〜120回のテンポ
❸絶え間なく……可能な限り中断しない（連続30回は行う）

胸骨圧迫はかなりのスピードを要しますが，圧迫と圧迫の間では必ず胸壁に力がかからないようにすることが大切になります．また，疲労による胸骨圧迫の質の低下を最小限にするために，救助者が複数いる場合には，１〜２分ごとに交代をしましょう．

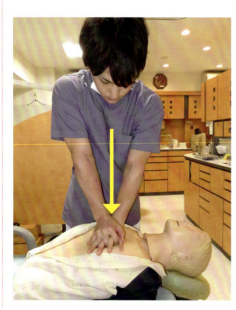
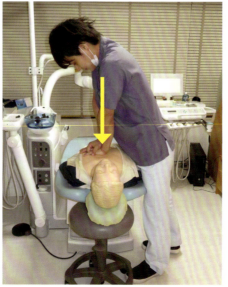

⑥ 可能であれば人工呼吸を！

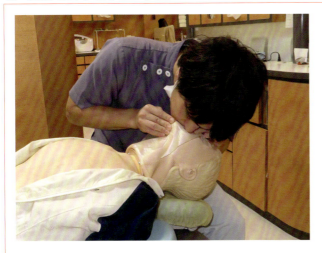

▶ **Check Point!**

現在のガイドラインでは「人工呼吸をする技術または意思がない場合には省略してもよい」ということになっています．
人工呼吸は確実に気道確保してから行うなど手技が比較的難しいとともに，救助者の口と傷病者の口との接触への抵抗感などから時間的なロスを少なくするためです．しかしながら，歯科医院は医療施設なのですから，フェイスシールド，ポケットマスクやリザーバー付バッグバルブマスクなどを準備しておき，人工呼吸をするようにしましょう（胸骨圧迫30回＋人工呼吸2回が基本となる．人工呼吸は胸が軽く膨らむ程度で1回につき1秒かけて送気する）．人工呼吸は上手くいってもいかなくても2回までとし，心停止の時間が10秒以上にならないように注意します．

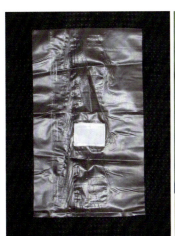
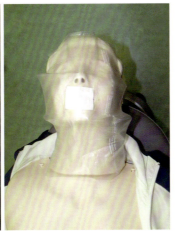
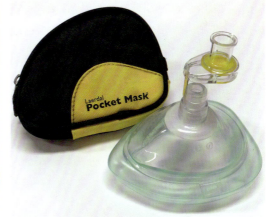

ディスポーザブルのフェイスシールド　　　　ポケットマスク

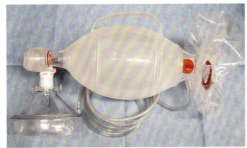

リザーバー付バッグバルブマスク

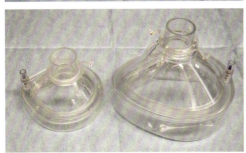

小児用（左）と成人用（右）のマスク部

AED 使用方法

⑦ AED とは何か?

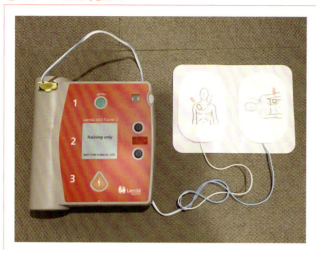

▶ **Check Point!**

院内やビル内に AED が設置してあれば，**Step ①〜⑥** を行っているうちに AED が届くはずです．成人の心停止の初期段階では，約 6〜7 割に心室細動という心筋の痙攣が生じている可能性が高いです．このときに，電気的刺激をかけることによって痙攣を止めて，規則正しい動きに戻すためのものが AED（自動体外式除細動器）になります．

何となく，「止まった心臓を動き出させる」といったイメージを持たれているかもしれませんが，決してそういうものではありません．除細動は心停止から 3 分以内に行うことが BLS の基本になります．ですから，設置場所，医院の保管場所などは必ず覚えておきましょう．

⑧ AED の使用方法

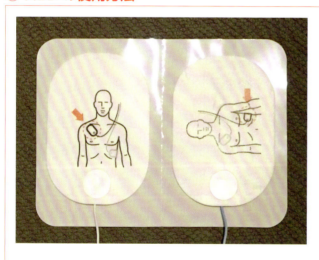

▶ **Check Point!**

AED は電源を入れると，自動的に除細動に必要な操作を順次指示してくれます．つまり，ここで私たちがしなければならないことは，「パッドを正確な位置に貼る」ということになります．

電極パッドの表面には，装着部位の図がありますので，それを参考に装着します．電気ショックでは，2 つのパッドの間に電流が流れるため，パッドの貼る位置が浅いと心臓の一部にしか電流が流れないことになります．ですから，左側胸部は少し深い場所に貼るようにします．「心臓を挟み込むように！」というイメージで覚えておきましょう．

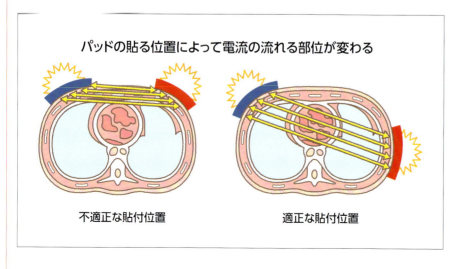

パッドの貼る位置によって電流の流れる部位が変わる

不適正な貼付位置　　　適正な貼付位置

⑨ AEDの解析，ショック実行

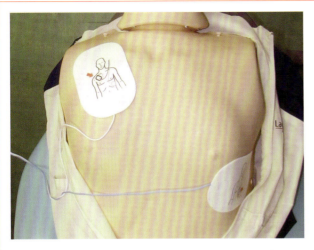

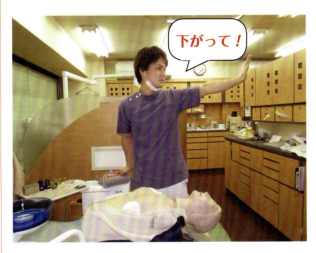

▶ **Check Point!**

電極パッドを装着すると，自動的に解析をします．

（例）　　「心電図を解析中です」
↓
「体に触れないでください」
↓
「ショックが必要です」
↓
「充電中です」
↓
「体から離れてください」
↓
「ショックを実行します．ボタンを押してください」
↓
「ショックを完了しました」
↓
「一時中断中です」
↓
「ただちに胸骨圧迫と人工呼吸をしてください」

このようにすべての工程を音声アナウンスで教えてくれます．解析中の間は，胸骨圧迫は中断します．解析結果として「ショックは不要です」とアナウンスされたときは，ただちに胸骨圧迫と人工呼吸を再開します．

⑩ AED使用後も胸骨圧迫を継続

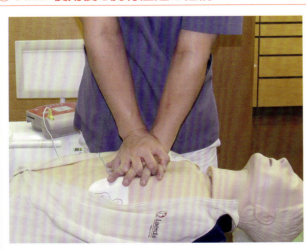

▶ **Check Point!**

心電図解析後，電気ショックを行った場合でも行わなかった場合でもAEDの電源を入れたまま，すぐに胸骨圧迫を再開します．
このとき，脈拍の触知や呼吸の確認などについても行う必要はありません．AEDは2分後に再度，心電図の解析を自動で行いますので，**Step ⑨**のアナウンスに従います．それ以降は，胸骨圧迫→心電図解析の手順の繰り返しとなります（**Step ⑤⑥**の手順を参照）．救急隊員が到着し，患者さんを引き継ぐまで続けます．

⑪ 救急隊員への引き継ぎ

▶ Check Point!

救急隊員にしっかりと患者情報を説明しなければなりません．そこで，**図2-2**のようなものを用意しておき，しっかりと記入をするようにしましょう．もちろんこれだけではなく，救急車には主治医が同乗して，受け入れ先の病院で一連の説明も行ったほうがよいでしょう．

保身的な話になりますが，訴訟などの際には，「適切に対処したか？」ということが必ず問われます．このときに「たしか，○○だった」というような記憶でなく，しっかりとした「記録」があるのとないのでは大きな違いになります（詳細は**第Ⅳ章**を参照）．

コラム② バイタルサイン

1．意識

意識の有無を確認する方法は，呼びかけによる応答の有無，痛み刺激に対する反応，瞳孔所見の３つがあります．この中で「呼びかけによる応答」を見るのが最もわかりやすいので，何かおかしいと感じたら，すぐに声をかけて意識の有無を確認します（**Step ①**を参照）．

2．脈拍

心臓の働きを間接的に捉えることのできるもので，一般的には10〜15秒間の脈拍数を計測して４〜６倍にすることで１分間の脈拍数を決定します．緊急時の場合，脈拍の測定は10秒以内ですから，"脈拍があるか？ ないか？"の計測しかできません．あくまで，自己心拍が再開したときに計測をするようにします．

3．血圧

血圧も脈拍と同様に心臓の働きを間接的に捉えられる方法です．最近では家庭用の自動血圧計も普及していることから，診療所でも簡単に測定することが可能です．ただし，脈拍のときと同様にBLSでは，他に優先すべきことがありますので，呼吸や自己心拍が再開してから測定をします．

4．呼吸

呼吸の確認には，胸郭の動きを見る，耳や聴診器で呼吸音を聞く，頬に呼吸の風を感じる，の３つを行います（**Step ③**を参照）．また，呼吸数を数えることも必要です．１分間の呼吸状態を観察するのが望ましいですが，15〜30秒間の計測値を２〜４倍にしたりします．呼吸数とは，「空気を吸う回数」を指しているので，「スー」という回数を数えます．

5．体温

血圧低下や神経原性ショック，心肺停止など循環障害や停止が生じると，皮膚が冷たくなります．診療室で体温を確認する場合の方法は，皮膚を触ることが最も簡易的です．

救急隊への情報提供カード

ふりがな		生年月日	□ 大正　□ 昭和　□ 平成　□ 西暦
氏名			年　　　　　月　　　　　日
住所			
TEL	（　　　　　）		□　自宅　　□　携帯　　□　勤務先
病歴等 既往歴	□　心疾患　　　□　糖尿病　　　　□　その他（記入してください） □　脳疾患　　　□　肝疾患 □　呼吸器疾患　□　悪性腫瘍		
常用服用薬		アレルギー	有　・　無 （　　　　　　　　　　　　　　）

【119番通報時の記載事項】（本日救急搬送を要請するに至った理由などを記載してください）

・どのような歯科処置を行った後に急変しましたか？
_____
_____
　　　　　　　　　　　　　　　　　　　　　　　（　　　時　　　分頃）

・局所麻酔の使用：　有　・　無　（　　　時　　　分頃）
　　使用薬剤 _____
　　使用用量 _____

・発症または発見時の状況，主な訴えや症状
_____
_____

□　顔面蒼白　□　嘔気・嘔吐　□　頭痛　□　胸痛　□　発熱　□　冷や汗　□　けいれん　□　失禁
□　呼吸苦　□　いびき呼吸　□　うまくしゃべれない　　□　その他（　　　　　　　　　　）

【観察状況および応急処置】（わかる範囲で記入してください）

意識レベル	有　・　無	呼吸回数	普通 （　　回／分）	脈拍	不明 （　　回／分）
血圧	不明 （　　　　/mmHg）	体温	℃		
SpO₂	（酸素投与前）　　　　%		（酸素投与後）　　　　%		
救命処置	心肺蘇生・胸骨圧迫のみ・人工呼吸のみ・両方				開始時刻 （　　時　　分）
AEDの使用	有　・　無	開始時刻 （　　時　　分）	ショックの 実施	有　・　無 （　　回）	開始時刻 （　　時　　分）

図2-2　救急隊への情報提供カード（例）.

気道異物除去

● 窒息の発見……「窒息のサイン」とは？

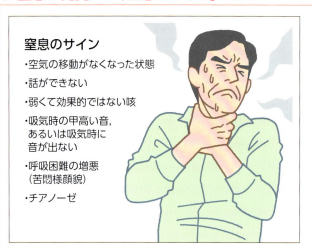

窒息のサイン
- 空気の移動がなくなった状態
- 話ができない
- 弱くて効果的ではない咳
- 吸気時の甲高い音、あるいは吸気時に音が出ない
- 呼吸困難の増悪（苦悶様顔貌）
- チアノーゼ

▶ **Check Point!**
歯科治療中に咽頭・喉頭部へ何かを落下させて誤嚥させてしまった場合、大きさにもよりますが、窒息の危険性があります。このときには、咳嗽（せき）、嗄声（声のかすれ）、喘鳴（「ゼーゼー」「ヒューヒュー」といった異常な呼吸音）が見られます。
もし、完全に上気道閉塞が生じた場合には、声や咳嗽も出ることがなく、首を両手でかきむしるような動作「窒息のサイン」（チョークサイン）が認められます。これは、万国共通のサインなので必ず覚えておくようにしましょう。

● 異物除去法の手順

▶ **Check Point!**
窒息状態と思われる行動をとった場合、ただちに「息が詰まったのですか？」「話せますか？」など声をかけることが第一になります。状態によっては声を出せなくなっているため、「うなずく」や「首を振る」というような「はい、いいえ」で答えられる質問の仕方をしなければなりません。この問いかけに患者がうなずけば、すぐに異物除去を行わなければなりません。

1）意識がある場合
まずは異物除去を試みます。これには、「腹部突き上げ法（ハイムリック法）」と「背部叩打法」の2つがあります。異物を取り出そうと不用意に口腔内に手を入れると、指を嚙まれることがありますので、行ってはなりません。

●腹部突き上げ法（ハイムリック法）
患者の後ろ側にまわり、握りこぶしの親指側を腹部に当て、反対側の手を添えて患者を抱きかかえるようにします。押さえる場所は腹部正中のへその少し上部あたりです。この剣状突起を損傷しないように注意が必要です。そして、一気に手前上方に突き上げて腹部を圧迫します。異物が取れるまで、もしくは患者

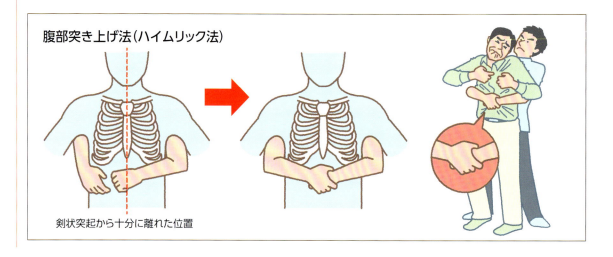

腹部突き上げ法（ハイムリック法）

剣状突起から十分に離れた位置

Ⅱ BLSのベーシック　33

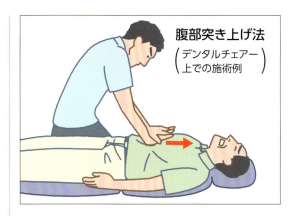

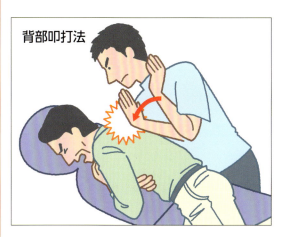

の意識が消失するまで繰り返します．
歯科医院では，デンタルチェアー上で生じることが最も多いと思います．この場合には，デンタルチェアーを最下部まで下ろし，前述の位置に手のひらの付け根を当て，内上方に勢いよく突き上げ，異物を押し出します．
うまく異物が取り除けたとしても，腹部臓器損傷の可能性があるため，CT撮影ができる医療機関での診察を必ず受けさせる必要があります．

●背部叩打法
患者の後ろから，手のひらの基部で左右の肩甲骨の中間あたりを力強く何度も叩き，異物を吐き出させるようにします．妊婦や乳児では，胸部突き上げ法も行います．

2）意識がない場合（意識はあるが，窒息のサインが見られる場合）
窒息のサインが見られているということは，完全気道閉塞の状態になっているわけなので，かなり危険な状態です．そして，酸素供給が途絶えているので，徐々に意識を失っていきます．BLSのアルゴリズム（**図2-1**）を思い出してください．意識がなければ「119番通報」が第一選択になります．意識があっても窒息のサインが見られた時点で救急車の手配をしましょう．意識が消失するまでには，多少の時間がありますので，その間に前項の異物除去法を試みます．そのまま，意識を失ってしまった場合には，ただちに胸骨圧迫を始め，**Step ⑤** 以降の流れに従います．

● 子供の気道異物除去

▶ Check Point!
乳児では，腹部突き上げ法（ハイムリック法）は行わず，背部叩打法もしくは胸部突き上げ法となります．基本的に，乳児の頭を体よりも低く保ちながら行います．胸部突き上げ法の場合，指の位置は乳頭を結んだ線より1横指下で1秒間に1回の速さで突き上げていきます．子供の場合でも，意識が消失した場合には，BLSのアルゴリズムに従って対応をしていきます．

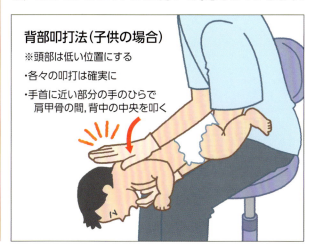

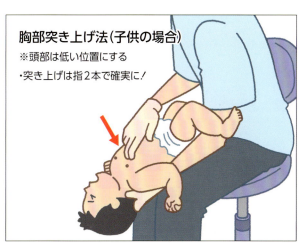

子供へのBLSの注意点

● 子供の範囲（どこまでが小児？）

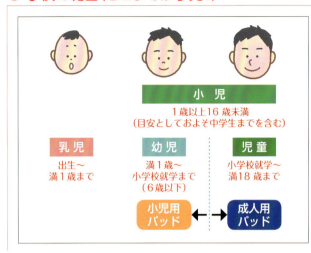

▶ Check Point!
日常の歯科診療でもそうですが，成人と子供（小児）の患者に同じように対応するのでしょうか？
例えば，乳歯と永久歯の根管治療では基本的な概念は同じですが，根管充填などは大きく異なっています．BLSでも基本的手順そのものに大きく変わりはありませんが，成人のBLSと多少違う点があるので，整理しておく必要があります．そのためには，「子供」という定義を大まかに理解することから始めましょう（呼び名に対する正式な定義はなく，書籍や関連機関などによって多少の定義が異なります）．

● 胸骨圧迫

▶ Check Point!
図2-1のアルゴリズムのとおり，胸骨圧迫に至る過程は全く同じです．しかも，テンポ，回数なども同じなのです．ここで大切なのは，胸骨圧迫の部位とやり方の違いです．

●乳児の場合（100～120回/分）
部位……胸の真ん中（成人と同様）
やり方……指2本（二本指圧迫法）で行い，胸の厚さ約1/3の深さで圧迫を行う．BLSを学んだ者が2人以上で行う場合は，胸郭包み込み両拇指圧迫法で行う．

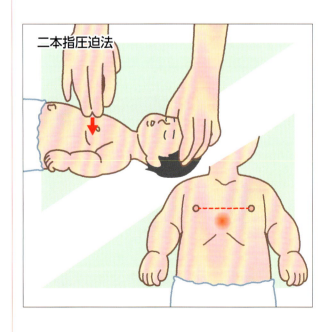

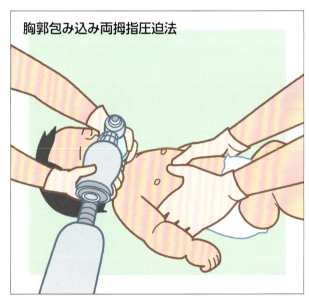

Ⅱ　BLSのベーシック　35

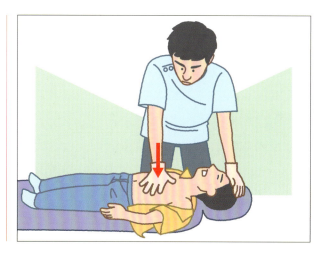

●小児の場合（100〜120回／分）
部位……胸の真ん中（成人と同様）
やり方……片手で行う，または，体格が大きければ成人同様に両手で行う．胸の厚さ約1/3の深さで圧迫を行う．

● 小児に対する AED の使用方法

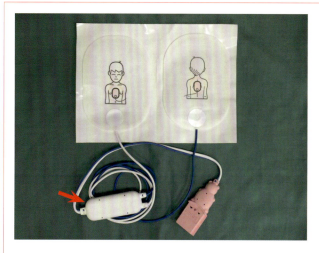

▶ **Check Point!**
私たちが AED を使用するうえで大切なことは，成人を対象とした Step ⑧ でも述べましたが，「電極パッドを正確な位置に貼る」ということです．基本的に小児の場合も貼る位置は変わりませんが，体が小さく電極パッドがうまく貼れない場合には，パッドのイラスト図で示されているように前胸部と背中で，心臓を包み込むように貼ります．機種によっては小児用モード，あるいはエネルギー減衰機能付き小児用パッドなどがあるので，これらを使用します．
小児用パッドというのは，基本的に成人用のパッドと変わりません．ただし，赤い矢印で示したエネルギーが減衰される装置が組み込まれています．そのため，もし小児用パッドを成人に使用した場合は，エネルギーが減衰されているため効果がありません．
JRC の心肺蘇生ガイドラインでは，使用年齢の区切りを未就学児（およそ6歳）と規定しています．小児用モード，小児用パッドがなければ，6歳以下であっても成人用パッドを用いて除細動を行います．

コラム③ 胸骨圧迫における深さについて

胸骨圧迫における圧迫の深さについては，どのガイドラインを参考にするかによって表記の仕方が多少異なります．
例えば，国際蘇生連絡協議会（ILCOR）の定義では，乳児で胸の厚さの少なくとも1/3，もしくは約 $1\,1/2$ インチ（4 cm），小児で約2インチ（5 cm）と書かれています．
JRC のガイドラインでは，具体的な cm 表記を排除し，乳児・小児ともに胸の厚さ約1/3と統一をされています．成人では，Step ⑤のように cm 表記をされており，「統一をしたほうが覚えやすいのでは？」という思いもありますが，定義として記載されているので，胸の厚さ1/3というように覚えましょう．

BLSで覚えておいてほしいこと！

1. これだけは外せない大原則……「119番通報」

　これまで，**図2-1**のアルゴリズムに沿って各ステップのポイントや注意点を述べてきました．歯科医師も医療従事者ですから，すべての工程を確実に行うことができるように，日頃から対策をしておくことが何よりも大切になります．しかし，対策をしていたとしても，目の前の患者さんに緊急事態が起きたときに「冷静に対処できるか？」と問われると，「できない」というのが正直なところだと思います．

　どんなに慌てていて，何をしていいかわからなくなったとしても，最初に1つだけ絶対に忘れてはいけないことがあります．それは「119番通報」です．なぜなら，たとえ患者さんが回復したとしても最終的には医師の診断が必要になるからです．また，場合によっては二次救命処置（ALS：advanced life support）の必要性もあるため，速やかに病院に搬送するべきだからです．

　総務省消防庁の『平成29年版 救急・救助の現況』では，救急車が到着するまでの平均時間は8.5分とされています．私たちは，この8.5分をどのように過ごすのかが重要になります．先に述べたように「何をしていいかわからない」となったとしても，119番通報をすると消防の通信司令員から「こうしてください」という「口頭指導」を受けることもできるため，速やかに行動をすることが可能になるからです．その指導に従って対応している間に，救急隊員が到着するはずなので患者さんを引き継ぎます．

　慣れない私たちが対応するよりも，救急の現場に毎日いる救急救命士に任せたほうが，より確実性が高くなるでしょう．ですから，緊急事態には，処置よりも「119番通報」ということを必ず覚えておきましょう．

2. 胸骨圧迫時の衣服はどうするのか？

　Step ⑨でもそうですが，基本的には着衣を脱がして行うほうが推奨されています．なぜなら，胸骨圧迫の部位の確認もできますし，AEDの電極パッドを貼る際もより確実に行えるからです．しかし，男性の患者さんならばいいのですが，女性の患者さんの場合には，やはり「どうしよう？」と考えざるをえません．

　現在では，胸骨圧迫は「厚手の服だけ脱がせばよい」というようになっています．また，AEDの使用の際にも，「ワイヤー入りブラやネックレスの金属類は無理に外す必要はなく，電極パッドが首元や服の袖から手が入り装着可能なら脱がさなくてよい」となっています．昔は，着衣を脱がし金属類は外すというような指導内容になっていたと思います．着衣を脱がすのに躊躇したり，時間もかかるようであれば「救命率も下がる」わけなので，それよりも迅速に胸骨圧迫やAEDを行ったほうがよいと

いう考えから変更されてきています.

心肺蘇生の「A-B-C」も「C-A-B」に変更されたように,救命方法も日々改良されていきます.毎年とはいいませんが,数年に一度は講習会を受けて最新の知識をアップデートするようにしておきましょう.

3．いつまで心肺蘇生を続ければいいのか？

心肺蘇生処置を中止してよい場合は3つあります.

1）自己心拍再開

蘇生処置により自発的な体動や十分な呼吸の確認が取れた場合は中止します.ただし,意識がない場合には,舌根沈下による気道閉塞の可能性があるので,気道確保は必要です.また,呼吸の観察を継続し,正常な呼吸がなくなれば心停止と見なし,胸骨圧迫を再開します.

2）救急隊員へ引き継いだ場合

明らかに救命できない場合や死亡した場合の心肺蘇生処置の中止には,医師による「死亡診断」が必要になります.医師の判断がない以上は,「蘇生ができる可能性がある」ということを念頭において,心肺蘇生処置を継続し最善を尽くさなければなりません.

余談ですが,歯科医師も歯科・口腔外科疾患(口腔癌など)により死亡した場合に限り,死亡診断ができるとされています(『歯科医師法』第19条の2).一般の歯科医院では,口腔癌の処置などをすることはありませんから,結局は医師の判断がなされるまでは,「死亡診断」ができないので,継続しなければならないということになります.

コラム④ 小児における人工呼吸について

小児の場合,心停止の原因の多くが呼吸原性であるといわれており,早期に人工呼吸をすることが重要だとされています.ここが,成人の人工呼吸に対する考え方と多少異なる点になります.実際,「小児のCPRは胸骨圧迫と人工呼吸のどちらから開始すべきか？」ということがJRCの心肺蘇生ガイドラインにも記載されているぐらいです.

小児の場合でも胸骨圧迫から開始することとなっていますが,「準備ができ次第,人工呼吸をただちに開始する」というぐらい重要であることを強調しておきたいと思います.

1人で行う場合……胸骨圧迫30回＋人工呼吸2回（成人のときと同様）
2人で行う場合……胸骨圧迫15回＋人工呼吸2回（BLSのトレーニングを受けた者が2人以上の場合）

3）救助者に危険が迫り継続が困難になった場合

　BLSは，何も医療従事者のみが行うわけではなく，一般市民も行えるものです．ですから，これは災害など周囲の環境がわるい場合などに考えられることなので，歯科医院での心肺蘇生においては，ほとんど当てはまることはないと思います．

適切なBLSにはスタッフ全員による事前準備が必要

　119番通報，AEDの準備，救急隊員への情報提供カードの記入，胸骨圧迫など，緊急時にはさまざまなことを行わなければなりません．これらを効率よく進めるためには，事前準備としてスタッフの役割分担をしておくことも大切です（**図2-3**）．

　そして，BLSで一番大切な「119番通報」のときに慌てないように，受付もしくは電話の脇には**図2-4**のようなメモを置いておくようにしましょう．実際には，加入電話や公衆電話で119番通報をすると，発信地表示システムがあり必ず通報場所が特定されるようになっていますので，なくても問題ありませんが，緊急時なのですから「できることを最大限にする」という意味でも準備しておくことをお勧めします．

　あとは，器材点検です．特にAEDはバッテリーによって電源を確保していますので，数年で消耗します．いざ使用しようと思ったときに「電源が入らない」ということでは困ってしまいますので，定期的にチェックをするようにしましょう．

　緊急事態に迅速に行動するためには，普段からの準備と訓練をするしかありません．ですから，院内のスタッフが変わったときには，上記に示した役割分担を変えなければなりませんので，それを機に緊急時の訓練をするようにして，常に医院全体として協力体制がとれる環境を作っておくようにしましょう．

スタッフの役割分担

119番通報	○○さん
AEDなどの器材準備	○○さん
記録係	○○さん

図2-3　スタッフの役割分担.

119番に通報したら，

救急です！

・住所は

＿＿＿＿＿＿＿＿＿＿＿　です.

・歯科医院名は

＿＿＿＿＿＿＿＿＿＿＿　です.

・付近の目印は

＿＿＿＿＿＿＿＿＿＿＿　です.

・電話番号は

＿＿＿＿＿＿＿＿＿＿＿　です.

図2-4　119番通報のためのメモ.

III

歯科医療機関として
備えておきたい医療安全対策

松浦信幸

はじめに

平成18年6月の医療法改正で，平成19年4月よりすべての医療機関における「医療の安全管理のための体制の確保」が義務づけられました（平成19年6月30日以降義務化）．つまり，歯科医院においても管理者は，医療安全確保のための指針の策定，スタッフに対する医療安全に関する教育と研修の実施，インシデント情報の収集と分析，医療事故報告，院内感染対策，緊急時の対応など，医療安全対策に務めなくてはなりません．

本章では，歯科医院の医療安全レベルの向上と，安心で安全な歯科医療を提供するための基本的な医療安全対策について解説します．

歯科医院の救急箱——その薬，いざというときに使えますか？

「備えあれば憂いなし」の救急薬品ですが，適切な時に，適切な量を，適切な方法で使用されなければ，患者にとって有害無益でしかありません．救急薬品を効果的に使用するためにも，それら薬品の効能と効果を十分に知っておく必要があります．

日常的に静脈注射を行っていない歯科医師にとって，患者の静脈を確保し，薬物を投与することは至難の業で，緊急時であればなおさらです．静脈確保に時間がかかり，患者への適切な対応が遅れてしまっては元も子もありません．

日本歯科麻酔学会が行った郡市区歯科医師会を対象とした平成17年～20年の4年間の調査「歯科治療に関連した全身的偶発症について」[1] では，血管迷走神経反射（約34%）の発症が最も多く，次いで異常高血圧（約11%），過換気発作（約10%）でした．これら偶発症の多くは，必ずしも静脈を確保する必要はなく，経口や筋肉内注射による薬物投与で症状の軽快が期待できます．また，アナフィラキシーショックや虚血性心疾患の増悪，脳梗塞といった生命予後に関わる偶発症の初期対応でも，経口投与や筋肉内注射が有効な場合もあります．

表3-1に一般的な歯科治療における全身偶発症と治療薬の一例を示します．これらは経口投与または筋肉内注射での使用が可能な薬物ですが，あくまでも一例であり，歯科医院が必ず常備すべき緊急薬品というわけではありません．緊急薬品の常備とその内容については個々の歯科医院の実態を考慮した内容にすべきです．緊急薬品は患者の状態を正しく診断し，適正に使用するようにしてください．緊急事態であれば迅速な通報と一次救命処置（BLS）を最優先してください．

なお，救急薬品の多くは，劇薬や向精神薬であるため，適切な保管と管理が必要となります．

Ⅲ　歯科医療機関として備えておきたい医療安全対策　*41*

表3-1　歯科治療における全身偶発症と治療薬の一例と使用法

偶発症の種類	症　状	治療法・治療薬	投与量・投与方法
血管迷走神経反射	低血圧 徐脈・冷汗 顔面蒼白 意識障害	水平位（下肢挙上） 改善がなければ アトロピン硫酸塩水和物の投与	アトロピン硫酸塩水和物0.5mg を 筋注または静注
血圧低下	異常低血圧	水平位（下肢挙上） ＋酸素投与 改善がなければエチレフリン塩酸塩の投与	エチレフリン塩酸塩 5 〜10mg を 筋注または静注
血圧上昇	異常高血圧	ニフェジピン 5 mg（カプセル）	咬まずに 1 カプセルをそのまま内服
アナフィラキシーショック	異常低血圧 頻脈 呼吸困難 じん麻疹 意識障害	119番通報 水平位（下肢挙上） ＋酸素投与（気道の確保） ＋アドレナリンの投与 ＋大量輸液（可能であれば）	アドレナリン0.3mg を筋注 必要に応じて0.3mg 追加
狭心症発作	胸部痛 胸部絞扼感	ニトログリセリン（ 5 mg 錠剤） 硝酸イソソルビド（スプレー）	1 〜 2 錠を舌下投与, 舌下に 1 〜 2 回噴霧
過換気発作	過呼吸 手指の硬直 呼吸困難感	息こらえ 呼気の再呼吸（窒息に注意） 改善がなければジアゼパムの投与	ジアゼパム 5 〜10mg を 筋注または緩徐に静注
低血糖発作	冷や汗 悪心 意識障害	甘い飲み物・アメ・砂糖，ブドウ糖液など	意識がある場合は糖水またはアメを経口摂取
脳梗塞・心筋梗塞	頭　痛 嘔　吐 意識障害	119番通報 酸素投与（気道の確保） ＋アスピリン錠経口投与	1 〜 2 錠を口腔内で嚙み砕いて内服
気管支喘息	喘鳴 呼吸困難 チアノーゼ	酸素投与 サルブタモール硫酸塩の吸入 （エアゾール）	成人は 2 回，小児は 1 回吸入

●**アトロピン硫酸塩水和物（商品名：アトロピン注0.05％シリンジ「テルモ」など）**：副交感神経遮断の薬で心拍数の増加作用がある.

●**エチレフリン塩酸塩（商品名：エホチール® 注）**：心筋収縮力を高めて血圧を上昇させる作用がある．心拍数への影響は少ない.

●**ニフェジピン（商品名：アダラート® カプセルなど）**：血管平滑筋のカルシウムチャネルに作用し，血管を拡張させて血圧を低下させる作用がある．カプセル内容液を絞り出しての舌下投与は過度の血圧低下と反射性頻脈をきたすことがあるため禁忌である.

- **アドレナリン（商品名：アドレナリン注0.1%シリンジ「テルモ」，ボスミン®注，エピペン®など）**：強い血管収縮作用と昇圧作用がある．アナフィラキシーショックや心停止時などの救急救命時に使用される．

- **ニトログリセリン，硝酸イソソルビド（商品名：ニトロペン®舌下錠，ニトロール®スプレーなど）**：心臓の冠動脈拡張と前負荷の軽減により，狭心症発作を軽減させる作用がある．

＊筋肉内注射法（三角筋）

　血流が豊富な筋肉内への注射は，薬物の血管内への吸収も速く，静脈内注射に次いで血中濃度の上昇が速い効果的な注射法です．三角筋をつまみ肩峰から約3横指下方でやや前方部に注射針を穿刺します（**図3-1-①**）．女性や小児のように筋肉量の少ない場合には，刺入が深くなりすぎないように注意します．また，三角筋中央よりも後方（背側）への穿刺では，腋窩神経や橈骨神経を損傷する可能性が高くなるため注意が必要です．患者に意識がある状態であれば，指先の痺れなどがないかを確認しながら行ってください．

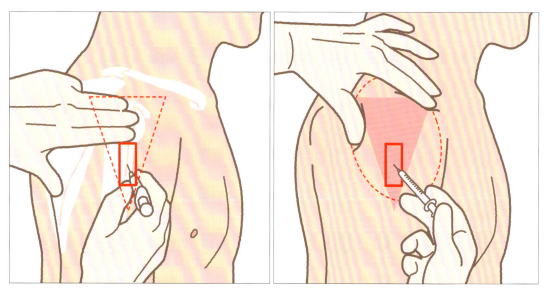

図3-1-①　筋肉内注射法.
三角筋を指でつまみ，肩峰から3横指下方でやや前方部に筋肉に垂直になるように刺入する．

図3-1-②　大腿部の筋肉内注射法（大腿四頭筋外側広筋）．
注射部位は大転子部と膝蓋骨を結ぶ線の中央部（×印）で，太ももの筋肉（大腿四頭筋の外側広筋部）の前外側部（真横ではなくやや前方）である．アナフィラキシーショックの場合，大腿部の筋肉内注射のほうが，上腕三角筋の筋肉内注射と比較してアドレナリンの至適血中濃度が速やかに得られ，アナフィラキシーの初期治療に適している[2]．

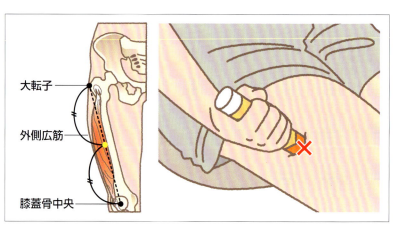

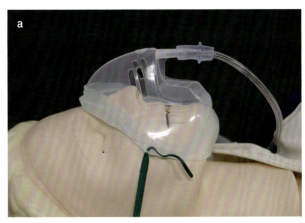 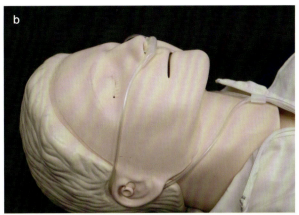

図3-2 酸素吸入器具.
酸素マスク（a）と経鼻カニューレ（b）.

表3-2 酸素流量と吸入酸素濃度

	酸素流量（L/分）	吸入酸素濃度（％）
経鼻カニューレ	1〜5	24〜40
酸素マスク	5〜8	40〜60
リザーバー付きバッグバルブマスク	6〜10	60〜90以上

- **ジアゼパム（商品名：ホリゾン® 注射液など）**：向精神薬で抗不安，抗けいれん作用がある．局所麻酔薬中毒やてんかんなどの痙攣発作時にも使用する．

- **アスピリン（商品名：バイアスピリン® 錠など）**：抗血小板作用による血栓・塞栓形成の抑制作用がある．急性心筋梗塞ならびに脳梗塞急性期の初期治療として使用する．

- **サルブタモール硫酸塩（商品名：サルタノール® インヘラーなど）**：β_2受容体に作用して気管支を拡張させる作用がある．

- **糖水**：低血糖発作時に使用する．患者に意識があり，経口摂取が可能な場合には，ブドウ糖液，糖水，アメなどを摂取させる．患者に意識がなく，経口摂取が不可能な場合は，ただちに主治医に連絡をとり，医療機関へ搬送する[3]．

緊急時にあると便利な器具・器材

日常の臨床での使用頻度は少ないかもしれませんが，いざというときに役立つ器具・器材をいくつか紹介します．

- **酸素（ボンベ）**：高濃度の酸素吸入は肺胞での酸素濃度を増加させ，動脈血中の酸

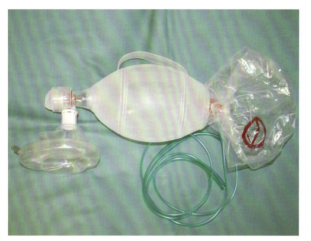

図3-3 バッグバルブマスク（リザーバー付き）.

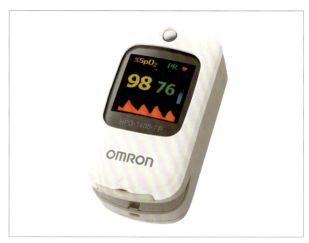

図3-4 パルスオキシメーター（動脈血酸素飽和度計）.

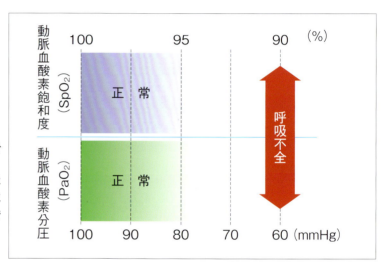

図3-5 動脈血酸素飽和度と動脈血酸素分圧の関係.
健康成人の動脈血酸素飽和度（SpO_2%）は100％〜96％程度である．SpO_2が90％になると動脈血酸素分圧は60mmHgにまで低下して，呼吸不全の状態になる．

素分圧が上昇し，低酸素状態を改善することができます．パルスオキシメーターと併用することで，患者の状態をより把握しやすくなります．

代表的な酸素吸入用器具には酸素マスク（**図3-2-a**）と経鼻カニューレ（**図3-2-b**）があります．経鼻カニューレは顔面の違和感が少なく，歯科治療の邪魔にはなりませんが，高濃度酸素の吸入には向いていません．高濃度酸素吸入が必要な緊急時には酸素マスクを使用します（**表3-2**）．

慢性呼吸不全（COPDなど）の患者では，酸素不足が呼吸の刺激となっているため，高濃度酸素を吸入させると酸素性無呼吸となる可能性があり，注意が必要です．

● **バッグバルブマスク**（**図3-3**）：人工呼吸用のマスクと送気用バッグが一体となったものです．リザーバー付きのものでは，酸素（ボンベ）と接続することで約

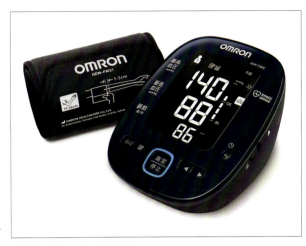
図3-6　自動血圧計.

100％の酸素濃度で人工呼吸を行うことが可能です．使用には片手でマスクを保持して密着させるため，十分な練習が必要です．

- **パルスオキシメーター**（図3-4）：非侵襲的に動脈血中の酸素飽和度（SpO_2％）と脈拍（回/分），つまり呼吸と循環を同時にモニタリングすることが可能です．健康成人のSpO_2の正常値は100％〜96％です．

  高齢者の場合，呼吸機能の加齢変化のためSpO_2が低値を示すこともあります．SpO_2が90％のときには，動脈血酸素分圧は約60mmHgにまで低下していて呼吸不全の状態です（図3-5）．深呼吸で改善が認められない場合には酸素投与を考慮します．

- **自動血圧計**（図3-6）：最近は家庭用自動血圧計でも測定精度が高くなっており，適切に使用すれば十分に臨床応用が可能と思われます．ただし，手首や指先で測定する血圧計は，使用法に伴う誤差も大きく，正確に測定ができないことも多いため，上腕で測定するタイプのものが推奨されます[4,5]．緊急時では，測定結果と測定時間が記録できるタイプのものが便利です．

- **聴診器**：呼吸の状態の確認に有用な器具です．気管支喘息時の胸部音，気道の狭窄や閉塞の有無の確認に使用できます．また，摂食嚥下指導時の嚥下音の確認などにも使用できます．

AED（自動体外式除細動器）の管理法

AEDの使用法について第Ⅱ章で解説がありましたが，いざというとき，AEDが正しく作動するように日頃から点検することが重要です．一度も使用していなくても，バッテリーと電気パッドは消耗品で，正常に作動する保証期間が決まっています．

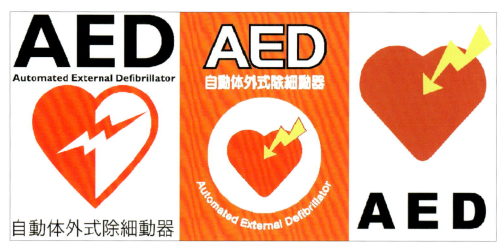

図3-7　AEDマーク.

電極パッドが約2〜3年間（シングルユース），バッテリーが約2〜4年間の使用期限であることが多いです．また，AED本体の耐用年数は6〜8年程度（法定耐用年数は4年）が一般的です．保証されている使用期限はメーカーによってさまざまですので，必ず確認をしてください．

また，AEDを設置している場所には，その所在が誰にでもわかるようにAEDマークで明示してください（図3-7）．AEDは気温が氷点下の寒冷な環境下や，極端な高温下においては正常に動作しない可能性があるため，保管の際にはAEDが保証する動作温度範囲内で適切に管理してください[6]．

AEDのセルフメンテナンス機能と消耗品の交換について

現在，日本国内で発売されているAEDには常に使用可能な状態を維持するため，自動的にセルフテストが毎日行われる仕様になっています．セルフテストによってAED本体に異常が発見された場合には，インジケーターの点滅（図3-8）やアラーム音で知らせてくれますので，ただちにAEDの製造・販売会社のサポートを受けてください．

電極パッドとバッテリーについては，AEDに交換期限が記載されたラベルが取り付けられています（図3-8）ので，その時期はいつなのか，期限は過ぎていないかを確認してください．院内でAEDの点検担当者を配置し，耐用期間の確認，インジケーターの確認，消耗品（バッテリー，電極パッド）の交換時期の確認を日常点検するのがよいでしょう．また，消耗品を交換した場合には，交換時期と使用期限が記されたラベルを必ず交換しましょう．

AED設置場所の検索方法

歯科医院内にAEDが設置されていることが望ましいですが，もし院内にAEDが

Ⅲ　歯科医療機関として備えておきたい医療安全対策　　47

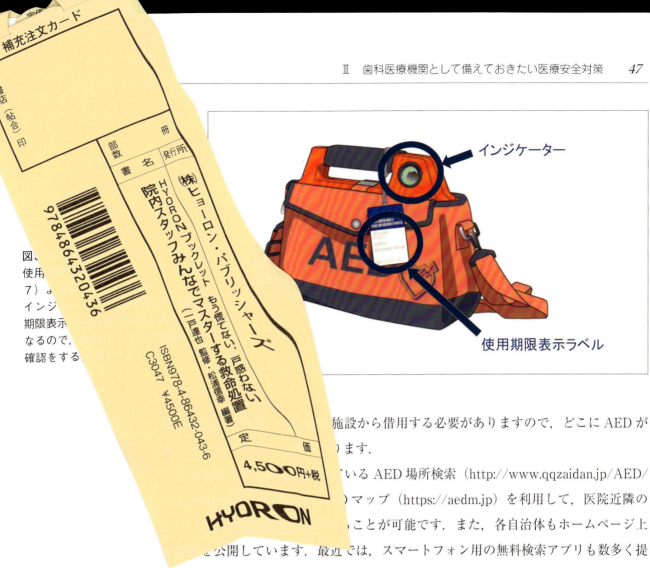

施設から借用する必要がありますので，どこに AED が
　　　　　ります．
　　　　　ている AED 場所検索（http://www.qqzaidan.jp/AED/
　　　　　　マップ（https://aedm.jp）を利用して，医院近隣の
　　　　　　ことが可能です．また，各自治体もホームページ上
　　　　　公開しています．最近では，スマートフォン用の無料検索アプリも数多く提
供されています．

　これらサービスを利用する際の注意点として，AED の登録情報が常に最新のもの
に更新されていない場合もあります．検索できても実際には AED が存在しない場合
もありますので，特に使用する可能性が高い AED については，本当にそこにあるか
どうか，適正に管理がなされ使える状態になっているかどうかを定期的に現場に行っ
て確認することが重要です．

インシデント（ヒヤリ・ハット）事例に対する対策

　人は誰でも過ちを犯す可能性があります．実際に医療事故の多くはヒューマンエラ
ーによって起きています．医療事故を未然に防ぐためには，インシデント（ヒヤリ・
ハット）事例の情報を収集，分析するためのシステムの構築が必要となります．医療
機関におけるインシデント（ヒヤリ・ハット）事例とは，ある医療行為が実際には患
者に実施されなかったが，仮に実施されたとすれば，何らかの被害が予測される事例
（ヒヤリ・ハット），または，患者には実際に実施されたが，結果として患者に被害
を及ぼすに至らなかった事例（インシデント）のことを指します．

　医療事故の発生にハインリッヒの法則（図3-9）をあてはめると，1件の重大な医
療事故の影には，29件の軽微な医療事故が発生し，その背後には300件のインシデン

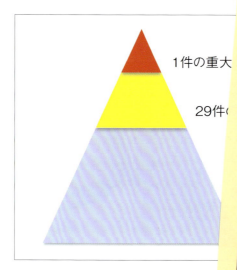

図3-9 ハインリッヒの法則.

ト事例が発生していると考えられています．つまり，イン〔シデント事例の再〕発防止策を講じることは医療事故発生の防止につながりま〔す．〕

インシデント事例の収集，解析のためにはインシデントレポートの作成と提出が必要になります．インシデントレポートは報告者の「反省文」ではありませんし，個人の責任を追及するものでもありません．再発防止へ向けた防止策や医療安全管理マニュアル作りのための貴重な情報源です．スタッフ全員でこの情報を共有して防止策をフィードバックすることで，医院全体の医療安全レベルが向上し，安心・安全な歯科医療を提供することが可能となりますので，積極的に取り組んでいただきたいと思います．

針刺し事故／誤飲・誤嚥

歯科治療は硬組織の切削，根管治療，外科処置など，その特異性から口腔内で小さな器具や鋭利な刃物を使用することが多く，針刺しや誤飲・誤嚥などの医療事故発生のリスクが高い医療といえます．リスクマネージメントによってこれらリスクを回避し，安全な医療を提供することはもちろんですが，実際に事故が起きたときの対応方法についても知っておくことが重要です．

針刺し事故の予防と対応

医療従事者の針刺し事故の多くは注射針のリキャップ時に発生しています[8]．歯科臨床においても皮膚の感染曝露の約25％は局所麻酔のリキャップ時に発生しています[9,10]．リキャップは原則として行わずに，使用後の注射針はただちに専用ボックス（図3-10）などに廃棄すべきですが，1回の治療で複数回の局所麻酔が必要な場合などでは，片手すくい上げ法（one-hand technic[11]：図3-11）または専用のリキャップデバイス（図3-12）などを使用してリキャップすることが推奨されます．歯科医

Ⅲ　歯科医療機関として備えておきたい医療安全対策　49

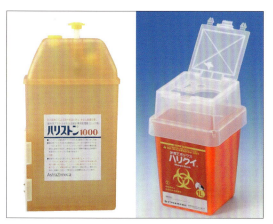

図3-10　注射針廃棄ボックス．

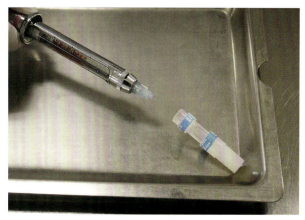

図3-11　片手すくい上げ法（one-hand technic）[11]．

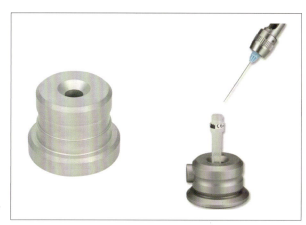

図3-12　注射針リキャップデバイス．

院における針刺し事故には，リキャップ時以外にもバーの交換時，リーマー，スケーラー，探針，ブローチなどの操作や受け渡しでも発生します．術者が使用した鋭利な器具等の介助者への受け渡しは直接行わずに，トレーなどに一度置いてから声かけを行うなどが推奨されます．

　実際に針刺し事故が起きてしまった場合には，ただちに傷口を流水と石けんでよく洗い流します．スタッフが起こした場合には，速やかに報告させます．次に患者がHBV，HCV，HIV等に感染していることが明らかな場合，その後の感染症に対する検査・処置を受けます．患者の感染症が明らかでない場合には，検査協力のためのインフォームドコンセントを得たうえで患者の感染症検査を実施します．事故後の経過観察のためには，1カ月後，3カ月後，6カ月後の検査が必要になります．針刺し事故は，受傷者はもちろん患者にも身体的・精神的負担を強いることになります．スタンダードプレコーションを正しく理解し，院内感染防止対策を徹底することは，患者のみならずスタッフにとっても安心で安全な医療の現場となります．

表3-3　誤飲・誤嚥の予防策

- 治療前に患者に対して口腔内に何か落下したときには，飲み込まずに吐き出すように説明をしておく．
- 可能な限りラバーダムを使用する．
- 補綴物にはループを付与しフロスを通しておく．
- リーマーなどの小器具やロール綿にもフロスを通しておく．
- バーや注射針の装着は緩みがないように確実に行う．
- 必要に応じて口腔内にガーゼを置く．
- 可能であれば治療時の体位は座位で行う．
- 補綴物や歯などは適切な器具で確実に把持する．
- バキュームを使用する．

など

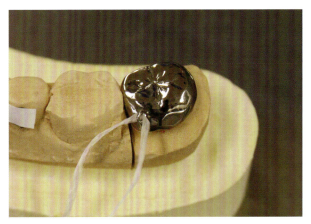

図3-13　補綴物にはループを付与し，フロスを通す．

●誤飲・誤嚥の予防と対応

　日常の臨床でインレーやクラウンを口腔内に落下させ，ヒヤッとした経験はないでしょうか．誤飲・誤嚥はすべての患者で起こり得ますが，特に小児，咽頭反射や咳反射が低下している高齢者，脳血管障害，脳性麻痺，認知症，嚥下障害のある患者ではリスクが高いです．また，診療体位は座位に比べて水平位で誤飲・誤嚥を起こしやすいため[12]，上記のような患者では注意が必要です．多くの場合，誤飲・誤嚥は適切な予防策（表3-3・図3-13）を講じることで，その発生を減らすことが可能です．

　誤飲の臨床症状は，異物が咽頭を通過するときに違和感を自覚することがありますが，食道または胃内に入ってしまった場合には無症状であることが多いです．異物が咽頭や喉頭にある場合には，咳反射や違和感に加え嗄声（声のかすれ）を認めることがあります．誤嚥の臨床症状は，異物が喉頭や気管内にある場合には咳反射を認めますが，気管支にまで入ってしまうと咳反射は起こらなくなります．反射が減弱している高齢者，脳血管障害，脳性麻痺患者では，咳反射を認めないこともありますので，咳反射がなかったから肺内に誤嚥していないと判断することは危険です．また，誤嚥したものの大きさによっては，喘鳴，呼吸困難，窒息（チアノーゼ）を認めます．

　口腔内に異物を落下させてしまった場合には，まず，患者の顔を横に向かせ，口腔内に異物がある場合には吐き出させます．このとき，慌てて患者の上体を起こしてしまうと，異物をさらに下方（食道や気管内）へ落とし込んでしまう可能性があるため，体位は水平位のままとします．異物が口腔内にない場合には，患者の呼吸状態の確認をします．呼吸苦がない場合には，異物の確認のため医科専門科を受診させ，胸腹部のエックス線写真撮影をします．このとき落下させたものと同様のものを持参するとよいでしょう．患者移動の際には起き上がらせずに横向きのまま搬送するのが望ましいです．

　呼吸苦を認める場合には，ただちに119番通報をし，患者を側臥位にして背部叩打

法を行います．気道異物が除去できずに患者の意識が消失した場合には，速やかに胸骨圧迫からの CPR を開始します．この際の人工呼吸はバッグバルブマスクで高濃度酸素と共に行うことが推奨されます．

　誤飲の場合，異物が摘出可能であれば内視鏡での摘出を試みますが，多くの場合，自然排泄されることが多いため，数日後に腹部のエックス線写真撮影を行い，排泄を確認します．しかし，異物が消化管の同じ位置に数日以上停滞する場合には，外科的摘出となることもあります．

　誤飲・誤嚥は放置してしまうと肺炎や腹膜炎などの重篤な合併症を引き起こすことがあるため，必ず対応可能な医科専門科を受診させ，異物の確認と必要な処置を患者に受けさせてください．

参考文献

1) 谷口省吾, 渋谷　鉱, 嶋田昌彦：歯科治療に関連した全身的偶発症について―郡市区歯科医師会に対する偶発症アンケート調査報告―. 日歯医会誌, 63 (12)：55-59, 2011.
2) Simons FER, Gu X, Simons KJ: Epinephrine absorption in adults：intramuscular versus subcutaneous injection. J Allergy Clin Immunol. 108 (5)：871-873, 2001.
3) 日本糖尿病学会：糖尿病治療ガイド 2016-2017. 文光堂, 東京, 2016.
4) 宮田朋子：直接的血圧測定を基準とした家庭血圧計の精度の評価　上腕用および手首用家庭血圧計についての検討. 脈管学, 38 (2)：117-124, 1998.
5) 日本高血圧学会高血圧治療ガイドライン作成委員会：高血圧治療ガイドライン2014, 日本高血圧学会, 2014.
6) 厚生労働省通知「寒冷な環境下における自動体外式除細動器（AED）の適切な管理等について」（薬食安発1218第1号）.
7) 医薬品医療機器総合機構 PMDA 医療安全情報. No.10, 2009年5月.
8) Hersey JC, Martin LS：Use of infection control guidelines by workers in healthcare facilities to prevent occupational transmission of HBV and HIV: results from a national survey. Infect Control Hosp Epidemiol, 15：243-252, 1994.
9) Askarian M, Malekmakan L, Memish ZA, Assadian O：Prevalence of needle stick injuries among dental, nursing and midwifery students in Shiraz, Iran. GMS Krankenhhyg Interdiszip, 7：Doc05, 2012.
10) Cheng HC, Su CY, Yen AM, Huang CF：Factors affecting occupational exposure to needlestick and sharps injuries among dentists in Taiwan: a nationwide survey. PLoS One, 7：e34911, 2012.
11) 日本歯科医学会厚生労働省委託事業「歯科保健医療情報収集等事業」一般歯科診療時の院内感染対策作業班：厚生労働省委託事業「歯科保健医療情報収集等事業」一般歯科診療時の院内感染対策に係わる指針. 平成26年3月31日
12) 笹尾真美, 野口いづみ, 雨宮義弘：歯科治療時の異物事故についての検討―歯科医師に対するアンケート調査の結果から―. 日歯麻誌, 25 (5)：723-730, 1997.
13) 日本歯科医学会厚生労働省委託事業「歯科保健医療情報収集等事業」歯科治療時の局所的・全身的偶発症に関する標準的な予防策と緊急対応の立案作業班：歯科治療時の局所的・全身的偶発症に関する標準的な予防策と緊急対応のための指針. 平成26年3月31日.

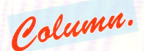

AEDを導入して

谷本幸司

　私が東京都中央区に開業して25年が経つ．長い間にはさまざまなことを経験したが，BLSを意識するような事態に遭遇したことが3回ほどあったと記憶している．診療室にAEDを導入することにしたのは，そのような経験も手伝ってのことである．

BLS経験

① 意識消失

　1回目のBLS経験は開業間もない頃，神経性ショック（血管迷走神経反射）による意識消失であった．歯肉縁下スケーリングのために浸潤麻酔を行ったところ，5分ほどで容体が急変して意識消失が起こったもので，ショック位をとらせ，肩を叩きながら名前を呼びかけることですぐに覚醒させることができた．この方にはそのときまでに何度も麻酔を行っていたが，それまではこのようなことはなかった．しかし，こ

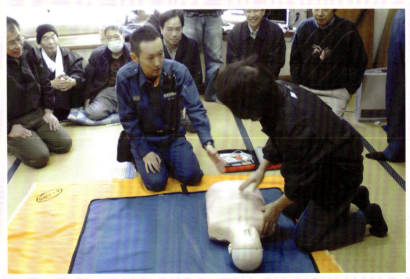

図1　町内会での救命訓練．AEDを使用したトレーニングも行っている．

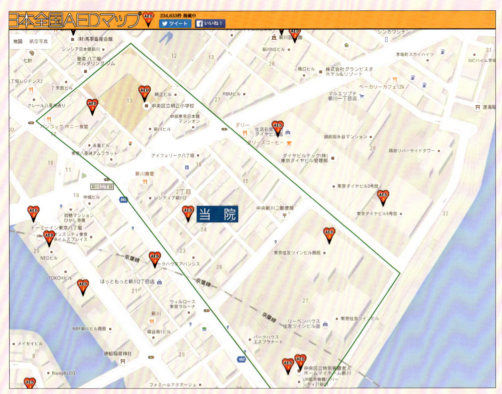

図2　緑枠内が私の所属する越二町会．現在，当院を含め6箇所ほどの設置がある（「日本全国AEDマップ」ホームページより）．

の日は仕事のトラブルから会社で一晩中作業を行って帰宅できておらず，一睡もしていない状態での受診だったことが後でわかる．このような経験から，治療の前にその日の体調を確認することの大切さを強く感じるようになった．

② アナフィラキシーショック

その数年後には，抗菌薬による軽いアナフィラキシーショックを経験した．このケースではインプラントの二次オペの術中に症状が発生した．術後の感染予防のために前投薬として投薬したセフェム系の抗菌薬によるものであった．このときは事なきを得ることができたが，私自身初めての経験で，そのときには何が起きたのかわからず，戸惑ったのを記憶している．

アナフィラキシーショックが起きた場合はその程度にかかわらず，ただちに医科専門科へ受診させる必要があり，また原因物質が不明の場合は，前回発症時の状況を医科専門科へ伝えて検査依頼をする必要がある．改めて関連知識とトレーニングの必要性を思い知った．アナフィラキシーの場合は，ある日突然起こる可能性があることは知っていても，実際に遭遇してみると原因がわからず，困惑するものである．

③ 人工呼吸

私生活では旅行中の列車内で心肺停止の方に遭遇し，乗り合わせた看護師と協力してBLSを行ったことがある．その際にマウスツーマウスの人工呼吸を初めて実際に

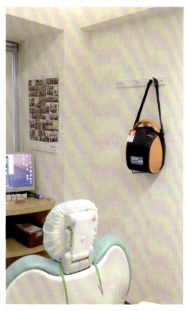
図3 当院のAED。診療室内に設置し、すぐに使用できるようになっている。

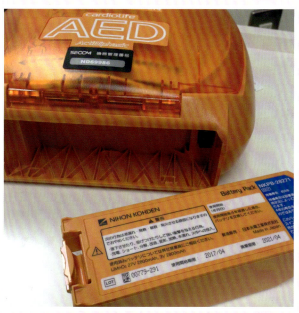
図4 AEDの電池交換の様子。特に道具も必要なく簡単に交換できる。

行った。このような経験から、診療室内でもAEDが必要になる可能性を感じていたが、高価な機械でもあり、なかなか購入するには至らなかった。

AEDの導入

10年ほど前に診療室を移転し、自宅兼診療室となると地域住民の方と交流ができてきた。地区の防災訓練に参加した際、私の開業地の近辺ではAEDの設置があまり進んでいないことがわかった。そこで地域住民の方へのサービスのためもあり、レンタルのAEDを導入した。レンタル料金は月5,000円程度であり、これで消耗品の交換から長期使用した場合の機械の交換まで含んでいる。

レンタルを選択したのは、消耗器材の管理を自ら行う必要がないからである。いざというときに電池が消耗して使い物にならないのでは困ってしまうし、体に貼り付ける電極にも使用期限があるからだ。レンタルであれば消耗品の交換時期になると宅配便で交換器材が届くので、それを自分で交換する。交換自体はとても簡単にできるので、心配はいらない。交換の際には電源を入れることになるので動作確認の意味もある。交換の終わった古いバッテリーなどは宅配便で送り返すシステムになっている。

AED導入後のトレーニング

AEDは滅多に使用する機械ではないため、日頃から使用法を確認し、トレーニングしておく必要がある。使用しているAEDのレンタル会社のHPからは使用法のビ

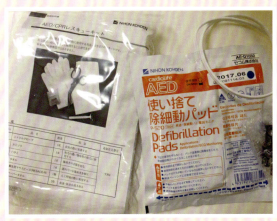

図5 AEDに付属のレスキューキットと電極．電極は予備も含め2セット用意されている．

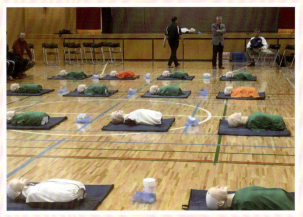

図6 町内で行われたBLS講習会．消防署や消防団のスタッフが救命講習用のマネキン人形，AEDを使用して実践的なトレーニングを行ってくれる．

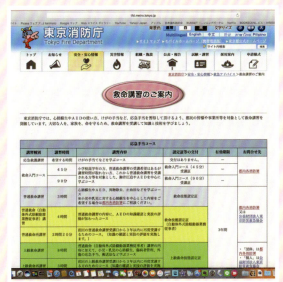

図7 東京消防庁では，都内各消防署において月1回ほど，普通救命講習を行っている（東京消防庁ホームページ http://www.tfd.metro.tokyo.jp/ より）．

デオをみることができたり，講師を派遣してトレーニングを行ってくれる有料のサービスも行っている．地域の歯科医師会でも，年定期的にBLSの講習を行っているところもある．ここで大切なのは，いざというときに使用できるように機械の使用法だけではなく，できるだけ実技を伴う講習を受けいただくことだ．さらに，定期的に行うことが必要となる．

｜「普通救命講習」に参加して

身近なところでは，各消防署の主催で「普通救命講習」としてAEDまで含めた実技付きの講習が毎月行われている．また，地域の団体や企業から要望があれば，出張講習を行ってくれる．

私は，昨年の夏に町内の神輿総代会が招聘した「普通救命講習」を受講した．会場

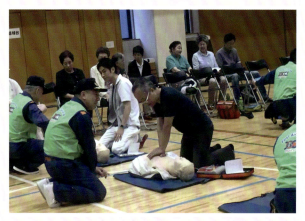

図8 救命講習の様子．

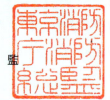

図9 受講後に得られる救命技能認定証．3年以内に再受講するよう，裏面に明記されている．

は医院近所の小学校の体育館．教材費として参加費がかかったが，3時間に及ぶ実習主体の実践的コースで，インストラクターが付いて何回も救命訓練を受けられる．各社の電気ショックを発生しない訓練用のAEDを使用しているので，いろいろなAEDに触れることができるのもよかった．救命訓練用マネキン人形を使用して，胸骨圧迫や人工呼吸とともにAEDの使用法をトレーニングする．

後日，「救命技能認定証」が手元に届く．裏面には，救命技能を維持向上させるために定期的な講習が必要であり，3年以内に再講習を受講するように，明記されている．

外来環の施設基準として

現在では保険制度からも保有による経済的な評価がなされるようになっている．

AEDやパルスオキシメーター，口腔外バキュームの保有と講習の受講により施設基準を申請すれば，歯科外来診療環境体制加算（外来環）の算定ができるようになっているので，初診料・再診料に加算が可能である．当院でも2013年から算定できるようになった．

地域の医療機関として

AEDを導入して，幸い未だ使用したことはない．歯科医院での普及率はそう高くはないようだが，医療機関であるわれわれが「いざというとき」に近所に借りに行くというのも情けない話であるし，これからの歯科医院には必要なアイテムの1つだと思う．

IV

弁護士に聞きたい！
法律（裁判例）から考える
医療安全対策

末石倫大

はじめに――"法律"はBLSの"障害物"か？

BLS（一次救命処置：basic life support）の講習を受けたり，本を読んだり（本書を読んだり）して勉強する歯科医師の先生の多くは不安や疑問を抱えていらっしゃるのではないでしょうか．例えば，「BLSを学んでも十分に生かせなかったら法的責任を問われてしまうのではないか」とか，「そもそも歯科医師がBLSに手を出さないほうがよいのではないか」……など．

今回，私に与えられたミッションは，歯科医師の先生方が持つであろう不安や疑問に，弁護士の立場から端的に回答していくことです．そして，"BLSを学んだから法的責任を問われる可能性が上がるというわけではないこと"，むしろ"BLSを全く知らないほうが危険であること"をお伝えしたいと考えています．

本書をここまで読み進め，弁護士の書いた部分まで読もうとしている意識の高い先生方は，すでにBLSについての研鑽を積んでいらっしゃるものとお見受けいたします．その研鑽が全く無駄ではないことをご説明させていただきますので，もう少しお付き合いください．

なお，本章はQ&A方式で進めていきますので，法律に関する疑問から入られた方も，クイズ感覚で考えながら読み進めていただけると幸いです．

Q1 法的責任を問われるのが怖いから飛行機でのドクターコールにも手を挙げない医師が多いと聞く．歯科医院で何かが起きたとき，歯科医師が下手に手を出さないほうが法的責任を問われる可能性は低いのではないか？

A1　歯科医院で救命処置が必要な状況が生じた際に，"手を出さない"という選択は，むしろ法的責任を問われる可能性を高める行為です．

飛行機内や新幹線内でのドクターコールに手を挙げず，眠ったふりをしている医師と，歯科医院内で患者が異常を示したときの歯科医師の立場は全く異なります．

前者は，仮に手を挙げなくとも，その医師が医師であることは通常ばれないであろうし，多数の人の中から，彼を医師と見破り，手を挙げて適切な処置をしなかったことを追及する人はまずいないであろうと思われます．だからこそ，ドクターコールに手を挙げるか，寝たふりをしてやり過ごしてしまおうかとの葛藤が生まれるのでしょう．

しかし，後者は状況が全く違います．明確に，歯科医師が歯科医院内で治療している患者に急変が起きているのですから，そこで救命処置を行わなければ，当該歯科医師が責任を追及されることは明らかです．

Q2 BLSの講習を受けていないと，救命処置を行ってはならないのか？

A2 BLSの講習を受けていなくても，救命処置を行わなければなりません.

例えば，アナフィラキシーショックなど患者に生命の危機が生じた場合には，歯科医師は，救急車を呼んだり医師を呼んだりするとともに，BLSを行わなければなりません（青森地裁平成15年10月16日判決，さいたま地裁平成22年12月16日判決）.「BLSの講習を受けていないから，救命処置をやらなくてよい」などということはできません.

ところで，日本蘇生協議会（JRC）の『JRC蘇生ガイドライン2015』においては，「訓練を受けていない救助者は，119番通報をして通信指令員の指示を仰ぐ. 一方，通信指令員は訓練を受けていない救助者に対して電話で心停止を確認し，胸骨圧迫のみのCPR（心肺蘇生法）を指導する」「訓練を受けていない救助者は，胸骨圧迫のみのCPRを行う」と記載されております. ですから，歯科医師であっても，BLSの講習を受けておらず，気道を確保し人工呼吸をする技術がない場合には，胸骨圧迫のみのCPRを行うこととなります.

もっとも，それで歯科医師として行うべきことを果たしたといえるか否かは別問題です. この点に関する裁判例は見当たりませんが，BLSの講習を受け，気道を確保し，人工呼吸をする技術を身に付けておくことが望ましいことはいうまでもありません.

Q3 人手が足りないとき，待合室の患者さんに手伝ってもらって構わないか？

A3 手伝ってもらっても構わないと考えます.

緊急時で，たまたまスタッフの人数が少ないときには，救命のために協力を求めることができるのであれば，積極的に協力を求めるべきものと思われます. 例えば，救急車を呼ぶための電話をかけたり，マスク・バッグ等の器具を取ってきたりするためなど，患者のそばを離れる際に短時間，胸骨圧迫を代わってもらうだけでも有益と思われます.

実際，う歯の治療中に局所麻酔剤でアナフィラキシーショックが生じた事案で，患者として歯科医院に来院していた看護師が，歯科医師と共に人工呼吸を行った例もあります（前述のさいたま地裁平成22年判決の事案）.

もっとも，協力に応じてくれた患者も，善意で協力してくれるに過ぎず，救命に関

する技術も有していないことが通常と思われますから，救命処置の手足として計算することは危険であるように思われます．歯科医師の責任の下にBLSが行われることが大前提です．

Q4 BLSを行う際に骨折を生じさせてしまったり，ネックレスを破損してしまったりしたら，賠償責任が生じるのか？

A4　賠償責任が生じる可能性はありますが，気にしている場合ではありません．

　賠償責任が生じる可能性はあります．しかし，BLSを行うべき状況において，肋骨の骨折の可能性や，ネックレス等の破損を気にするべきではありません．骨折の危険があろうが，仮に骨折していようが，心停止している患者に対しては，救命のためには胸骨圧迫を継続するべきとされているからです．

　また，BLSにより骨折等が生じたという結果だけから，法的責任が問われることはありません．ただし，そもそも救命処置が必要な状況に至ったこと自体が歯科医師の責任といわれる場合には，歯科医師の法的責任が問われることはあり得ます．例えば，薬剤へのアレルギーがわかっていたにもかかわらず，根拠もなく"大丈夫であろう"と判断して，患者に当該薬剤を投与して心停止に至った場合には，救命処置により骨折が生じたら（歯科医師が不適切な投薬を行ったせいで骨折が生じたことになるため），この骨折についての損害を賠償する義務が生じるものと思われます．

　もっとも，このような場合であっても，救命処置をせずに，当該患者が亡くなれば，歯科医師は，患者の死亡による損害を賠償する義務を負うことになります（併せて刑事責任を追及される可能性も高い）．ですから，骨折等のリスクなど気にせず，救命処置を行うべきであることに違いはありません．

Q5 BLSのやり方が不適切だったから救命できなかった等として，法的責任を追及される可能性はあるか？

A5　可能性はありますが，過度におそれる必要はないと思われます．

　誤嚥の事例ではありますが，浦和地裁熊谷支部平成2年9月25日判決は，4歳児の抜歯を行っていた歯科医師が抜いた乳歯を口腔内に落としたため，患児が気道閉塞によって窒息死した事案について，"乳歯を落としたこと"自体ではなく，"落とした後の対応"に過失があるとして，損害賠償義務を認めました．

　この事案では，裁判所は，乳歯を口腔内に落下させた時点では，まだ患児は大声で泣いていたため，未だ気道閉塞の症状を示すには至っていなかったにもかかわらず，

コラム① "こういう判決がある" ということの意味するところとは?

　私自身もよく「○○地方裁判所の平成○年○月○日判決で△△と述べているから，□□と思われます」という文章を書きますが，これがどのような意味を持つのか疑問に思われる読者の先生方もいらっしゃると思われますので，簡単に解説したいと思います．

　わが国の民事訴訟は基本的には具体的な紛争を前提としなければ起こすことができませんので，すべての判決は個別具体的な事例に対する判断ではあります．しかしながら，再度，同様の紛争が生じた際に，以前と違った判断が示されては平等ではありません．そうすると，同様の事情が生じれば，同様の判断がなされることとなり，結局，裁判所（特に最高裁判所）によってルールが作り上げられることになるのです．

　例えば，腰椎穿刺による髄液採取とペニシリンの注入を行ったところ，その15〜20分後に患者が痙攣・嘔吐等の発作を起こして知能障害・運動障害が残った事案で，当該医療行為と結果との因果関係について，裁判所は「訴訟上の因果関係の立証は，一点の疑義も許されない自然科学的証明ではなく，経験則に照らして全証拠を総合検討し，特定の事実が特定の結果発生を招来した関係を是認しうる高度の蓋然性を証明することであり，その判定は，通常人が疑を差し挟まない程度に真実性の確信を持ちうるものであることを必要とし，かつ，それで足りるものである」と述べました（最高裁判所昭和50年10月24日判決）．この説示は，因果関係を判断するうえでのルール（すなわち「判例」）となっており，どこの裁判所でもこれと異なるルールで因果関係の有無を判断することはありません．

　しかし，個々の裁判所の判決の具体的な内容にバラツキが生じることは，しばしばあります．例えば，ある判決では"歯科医師にはリーマーを破折させない義務がある"とされ，別の判決では"そのような義務はない"とされます（東京地裁平成24年9月13日判決と東京地裁平成19年5月10日判決）[1]．ある判決では，"歯科医師は，患者がアスピリン喘息に罹患していないと確定診断できない限りNSAIDsを使用してはならない"とされ，別の判決では"そのような義務はない"とされます（福岡地裁平成6年12月26日判決と前橋地裁平成24年8月31日判決）[2]．

　ですから，最高裁判所以外の裁判所の判決で「歯科医師は○○する義務がある」とされたからといって，それが絶対のものであると考える必要はありません．ただし，他の裁判所も以前になされた判決は参考にしますから，再び「歯科医師は○○する義務がある」と判断される可能性は高いといえますし，それが積み重なっていけば"相場"が形成されることになるため，事実上はこれをルールと捉えて対応せざるを得ないことになります．

　公刊されている判決（すべての判決が公刊されているわけではありません）の中で少なくとも2つの判決が"歯科医師は人工呼吸等の一次救命処置を行う義務がある"と判断しているわけですから（青森地裁平成15年10月16日判決，さいたま地裁平成22年12月16日判決），今後，別の裁判所が同様の判断を行う可能性は高いというべきでしょう．

　すなわち，「さいたま地方裁判所の平成22年12月16日判決で『気道確保，酸素投与，非開胸式心マッサージ……を行うべき注意義務を負っていた』と述べているから，BLSを行うべきと思われます」とは，「さいたま地方裁判所の平成22年12月16日判決で『気道確保，酸素投与，非開胸式心マッサージ……を行うべき注意義務を負っていた』と述べているから，同様の事例が生じた場合には別の裁判所であっても同様の判断がなされる可能性が高く，義務違反といわれないようにするために，BLSを行うべきと思われます」という意味なのです．

＊1　月刊『日本歯科評論』2015年8月号掲載の「新・こちらジュリスト」（157-159頁）を参照．
＊2　月刊『日本歯科評論』2016年1月号掲載の「新・こちらジュリスト」（161-163頁）を参照．

歯科医師が患児を水平位から座位に起こしてしまったため，まだ口腔内に留まっていた歯が気管内に落下し，気道閉塞により死亡に至ったと認定しました．そして，歯科医師が，患児を座位に起こしたうえ，上体を起こしたままで背中を叩く等の誤った措置を重ねたことをもって，歯科医師の過失の程度は重いと判断したのです．

もっとも，この事案では，"適切に対処すれば救命できたけれども力が及ばなかった"のではなく，"積極的に死亡の危険を増してしまった"ために，厳しい判断がなされたものと思われます．

前述のさいたま地裁平成22年判決の事案（う歯の治療中にアナフィラキシーショックが生じた事案）では，歯科医師が，自発呼吸していない患者の症状に適合しない酸素吸入器を取り行くために患者のそばを離れたことが不適切であったと遺族から非難されましたが，裁判所は「結果的には自発呼吸をしていない○○（当該患者）の症状には適合しなかったが，緊急時であったことを考慮すれば，このような被告（歯科医師）の判断が不適切であったとまではいえない」と判断しています．

そもそも歯科医師は救命処置のプロフェッショナルではありませんし，緊急の対応ですから，救命処置の全課程を完璧に行う義務があると考えることは妥当ではないと考えます．BLS を迅速に行ったのであれば，万が一，不幸な結果になったとしても，責任追及を過度におそれる必要はないと思われます．

Q6 119番通報までに時間がかかった場合，責任を追及されるのか？

A6 可能性はあります．心肺蘇生のやり方が不適切だったという責任追及よりも，可能性は高いと思われます．

例えば，前述の青森地裁平成15年判決（局所麻酔のためにリドカインを注入したところアナフィラキシーショックを発症し，患者が死亡した事案）でも，「応援医師の来院や救急車を要請する」べきとしていますから，119番通報までに時間がかかった場合，法的責任を追及される可能性があると考えるべきです．

なお，国立大学の附属病院の顔面口腔外科において，「6の抜歯および囊胞開窓術の手術を行っていたところ，術中に患者が急変して死亡するに至った事案の判決（福岡地裁平成25年9月17日判決）では，処置室と同じ階にあった歯科麻酔科に連絡をとって応援を要請するのが17分遅れたこと等をもって，歯科医師らの責任を認めています．同判決では，患者の全身に振戦が出現し，頻呼吸および手指冷感がみられ，心拍数150台／分となり，過換気症候群を疑って行ったペーパーバッグ法が功を奏さなかった時点で，ただちに歯科麻酔科に連絡して全身管理を委ねるべきであったと認定しているのです．

Ⅳ　弁護士に聞きたい！　法律（裁判例）から考える医療安全対策

通常の歯科医院において，全身管理に精通した歯科麻酔医がすぐ近くに待機しているということは考えられません．救急車を呼んでから，医師による救命処置が開始されるまでのタイムラグもあります．だからこそ，異常がみられた時点でただちに救急車を要請するべきなのです．

Q7 重篤な状況かわからない段階で救急車を呼ぶのは，医院の評判にも関わるので躊躇するが……

A7　お気持ちはわかりますが，躊躇せず，救急車を呼んでください．

重篤な状況である可能性のある中で救急車を呼ぶことを躊躇うのは，非常に危険です．万が一，救急車を呼ばなかったせいで患者の死亡という結果が生じてしまったら，法的責任を追及されることは避けがたいように思われます．刑事責任が追及されてしまえば，その後も歯科医師を続けていくこと自体が困難になってしまうかもしれません．

救急車を呼ぶことを躊躇するくらいなら（一刻を争う緊急時において不適切との誹

コラム② 歯科治療がきっかけで亡くなる患者さん

現在，日本では歯科医療に関連して年間5〜10件程度の死亡例が発生する，と推測されています．

日本歯科麻酔学会事故対策委員会および同安全医療委員会が全国の郡市区歯科医師会を対象として1978年から1995年，2005年から2008年に実施した「歯科麻酔に関連した偶発症について」という歯科医療事故事例のアンケート調査報告によれば，歯科治療における死亡症例の主な死因は，約35％が急性心筋梗塞，心筋症，心弁膜症に起因した急性心不全，約25％が脳出血やくも膜下出血といった脳血管障害で，薬物アレルギーと気道閉塞はそれぞれ約10％でした（図1）．また，死亡例を含めた事故症例全体でみると，全身偶発症の半数以上が局所麻酔時またはその直後に，約20％が歯科治療中に発症していました（図2）．

近年では，小児患者の局所麻酔薬によるアナフィラキシーショックや，ロール綿の誤嚥による窒息死亡事例，インプラント手術での口底部動脈損傷による窒息死亡事例も報告されています．

（一戸達也 編：医療安全ワンポイント31．84-87，ヒョーロン・パブリッシャーズ，東京，2015．より）

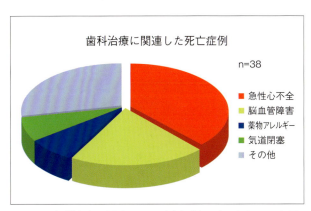

図1　歯科治療に関連した死亡例（第Ⅰ章の図1-1を再掲）．

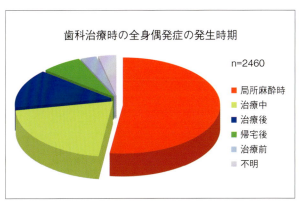

図2　歯科治療時の全身偶発症の発症時期（第Ⅰ章の図1-2を再掲）．

りは免れませんが），例えば，歯科医院の近くに来たらサイレンを切ってもらったり，歯科医院の裏手に駐車してもらったりする等の配慮をお願いしてみてはいかがでしょうか．

なお，平成19年5月に東京都中央区の歯科医院で発生したインプラント手術中に出血が生じ，結局，患者が血腫によって窒息死した事案では，歯科医師が刑事訴追され，禁固1年6カ月（執行猶予3年）の有罪判決が下されました．この事案では，患者の動脈血酸素飽和度（SpO_2）が81～82％にまで低下しても，救急車を呼ばず，応援のために大学病院で勤務している息子（口腔外科）を呼び，自ら，AEDを用いたり，胸骨圧迫，人工呼吸などを行ったが，効果がなく，その頃になってようやく救急車を呼びました．

どうやら，当該歯科医師は，患者が以前に歯科医院で失神したことがあると話していたために過度の緊張が原因と考えてしまい，救急車をただちに呼ぶという判断をできなかったようでした．しかし，結局は血腫によって死亡するという経緯をたどっています．緊急の状況下で適切な判断ができるとも思えませんから，やはり，救急車を呼ぶのを躊躇うことはきわめてリスクの高い選択といえそうです．

Q8 院内スタッフを対象とした安全対策はどこまで必要なのか？

A8 どこまでの安全対策を行えば，患者に対して適切にBLSを実施できるか，という観点から判断すべきです．

スタッフが患者の異常を発見した場合に，どのように周囲のスタッフに伝達するのか確認しておき（大声で伝えるのが基本ですが，確認しておかないと戸惑ってしまう可能性もあります），緊急時に院内スタッフが無駄のない動きができるよう，スタッフ全員がBLSの全体像を把握しておくことが望ましいものと考えます．

例えば，「ただちに胸骨圧迫を開始する」「適切に胸骨圧迫がなされているか確認する」「救急車を呼ぶと共に通信指令員からの指示を伝える」「（医療ビル等ですぐ近くに医師がいる場合には）医師を呼びに行く」「酸素吸入器等を準備する」「（院内または付近にあれば）AEDを準備する」「いつ何を行ったかということをメモしていく」等といった役割があることを事前に確認しておけば，各スタッフが，緊急時に何をしてよいのかわからないといった事態を防げるものと思われます．

Q9 歯科医院にはどのような設備を準備しておく義務があるか？

A9　少なくとも血圧測定器や聴診器等のモニターおよび酸素吸入器（酸素も含む）は常備しておくべき.

　明確ではありません. 前述の青森地裁平成15年判決では「少なくとも血圧測定器や聴診器等のモニターおよび酸素吸入器（酸素も含む）を常備する」義務があるとしていますから, これらは準備しておくべきでしょう.

　ただし, これは平成8年当時の事案についての判決であり, 約18年が経過した現時点において, これだけで足りるのかという点は保証の限りではありません. 新たな機器の登場や, 医療の発達にもアンテナを張って, 常に新しい情報を取り入れるようにしておきましょう.

　なお, 緊急時の記録のためにも, 医療機器の時刻や院内の時計はすべて正確に合わせておきましょう.

Q10 アドレナリン（エピネフリン）やステロイド等の薬剤を常備しておく義務はあるか？

A10　現時点において, 一般の開業歯科医師にはこのような法的義務があるとまではいえないと思われますが, 常備するのが望ましいことは明かです.

　前述のさいたま地裁平成22年判決でも,「一般の開業歯科医師は, 静脈注射や筋肉注射を日常的に行っていないため, 患者の緊急時にこれらの処置を行うことができたかどうかは疑問であること, 気管内挿管についても, 口腔外科医や歯科麻酔医以外は大学卒前教育に受ける模型実習しか受けておらず, 人体に緊急的に実施することはきわめて困難であること, 静脈確保およびエピネフリンの静注は, 認定された救命救急士と医師にしか認められていない医療行為であって, 歯科医師には行うことができないことからすれば……異常に気がついた時点において, ……ただちにエピネフリン, ステロイドを静注し, 気管内チューブを用いて挿管を行うべき注意義務を負っていたとまではいい難い」と述べられています.

　また, 前述の青森地裁弘前支部平成15年判決では, 患者側から「心肺蘇生器具を常備し, 抗ヒスタミン薬, ステロイド剤を常備すべき」と主張がなされましたが, 前述のとおり, 裁判所は「少なくとも血圧測定器や聴診器等のモニターおよび酸素吸入器（酸素を含む）を常備」するべきと認定するに留まっております.

加えて，コラム③で紹介する平成14年の通知でも「気管内挿管や特定の薬剤投与等の高度な救急救命処置を行うことについては，個別の事情に応じ，緊急避難として認められる場合があり得る」と述べるにとどまっており，"原則としては医師法の問題があるけれど，個別の事情によっては違法ではない場合もある"というレベルの行為と捉えられているようです．

そうすると，少なくとも一般の開業歯科医師にはアドレナリン（エピネフリン）やステロイド等の薬剤を常備しておく義務まではないと考えるのが正しいように思われます．

なお，平成30年1月付で医療事故調査・支援センター（（一社）日本医療安全調査機構）が作成した「注射剤によるアナフィラキシーに係る死亡事例の分析」では，「歯科診療所も含め，医療機関の状況に応じて，アドレナリン0.3mg（場合によってはエピペン注射液0.3mg）を配備するとともに，アドレナリン筋肉内注射のトレーニングを実施する必要がある」「歯科診療所においては，アナフィラキシーの発症が疑われた場合，緊急対応と判断して，歯科医師はただちにアドレナリン0.3mgを筋肉内注射する．同時に救急通報し，医療機関へ搬送する体制を整えておくことが重要である」と提言されております．この提言発表だけでただちに法的義務が生じたとは考えにくいところですが，将来的にはわかりません．

平成14年には埼玉で，平成29年には福岡でアナフィラキシーショックが原因とみられる患者が死亡する事故が生じております．法的義務の有無にかかわらず，アドレナリン（エピペン注射液など）を常備するのが，転ばぬ先の杖といえます．

Q11 救急隊に患者を引き継ぐ際にやるべきことは？

A11 詳細かつ正確な記録を作成するべきです．

救急隊に患者を引き継ぐ際には，「経過の流れ」と「どのような処置を行ったのか」ということを正確に伝えておきましょう．可能であれば，搬送先までついていき，後医に患者情報を引き継ぐと有益でしょう．

救命処置の際には，手が空いている者は「何時何分に誰が何を行ったか」や「何時何分の時点で患者はどのような様子だったか」等をメモに記録しておくべきですが，このメモを元に，カルテにどのような対応を行ったのかを時系列に従って正確かつ可能な限り詳細に記載しましょう．必要に応じて，薬剤の再確認や現場の写真撮影なども行っておきましょう．SpO_2の記録なども保存しておきましょう．

裁判において，「何時何分の時点で患者はどのような様子だったか」「患者の症状に対応して何時何分に誰が何をしたか」という点が問題となることも考えられます．

IV 弁護士に聞きたい！ 法律（裁判例）から考える医療安全対策 *67*

コラム③ 医科疾患に対する気管内挿管や投薬等の高度な救急救命処置

　アナフィラキシーショックやアスピリン喘息の重積発作などは医科疾患ですから，これらに対して歯科医師が救急救命処置を行うことについては，医師法の規制（第17条「医師でなければ，医業をなしてはならない」）との関係で問題がないわけではありません.

　この点について，平成14年4月23日付各都道府県衛生担当部（局）長宛，厚生労働省医政局医事課長・歯科保健課長通知（医政医発第0423002号・医政歯発第0423004号）は以下のような見解を示しています（下線は筆者による）.

> **1　歯科医師による救急救命処置について**
> 　歯科医師が，以下の（1）から（3）までのような状況において，患者の生命に差し迫った危険が生じていると判断される状況に遭遇する場面が生じ得ることは否定できない.
> （1）　歯科医師が病棟において当直している間に，歯科に属する疾患で入院している患者がショック状態となる場合
> （2）　歯科に係る診療行為中の患者がショック状態となる場合
> （3）　歯科診療所の待合室における患者がショック状態となる場合
> 　これらのショック状態が医科の疾患に起因するものと考えられる場合においては，直ちに医師による対応を求める必要があるが，当該歯科医師が，医師が到着するまでの間又は当該患者が救急用自動車で搬出されるまでの間に救急救命処置を行うことは，それが人工呼吸等の一般的な救急救命処置の範囲のものにとどまる限り，医師法に違反するものではない.
> 　また，こうした場合において，気管内挿管や特定の薬剤投与等の高度な救急救命処置を行うことについては，個別の事情に応じ，緊急避難として認められる場合があり得る.
> 　なお，歯科医師が救急救命士に対して指示を行うことは，救急救命士法上想定していないことから認められず，救急救命士が救急救命処置を行うにあたっては，救急救命センター等の医師の指示を受ける必要がある.
> **2　歯科医師による救急救命処置に関する研修について**
> 　歯科医師が，救急救命処置に関する対応能力の向上を図るために医科の診療分野において研修することは，一般的に医師法に違反するものではない.
> 　ただし，当該研修が診療行為を伴う場合においては，診療範囲等に関する法律上の制限が遵守される必要がある.

　すなわち，"人工呼吸等を行うことは医師法には違反しない""気管内挿管や投薬等の高度な救急救命処置を行うことも個別の事情に応じて許容される場合がある"ということのようです.

　人工呼吸等の一般的な救急救命処置については厚労省としても医師法には違反しないと考えているようですし，むしろ"人工呼吸等の一次救命処置"を行う義務があるとした裁判例もあります（青森地裁平成15年10月16日判決，さいたま地裁平成22年12月16日判決）.

　他方，気管内挿管・投薬等の救命処置については，厚労省は"個別の事情に応じて許容される場合がある"という認識のようです. しかしながら，アナフィラキシーショック等が生じ，アドレナリン（エピネフリン）を投与しなければ患者の生命に危険があるという状況は，まさにこの「個別の事情に応じて許容される場合」に該当すると考えられます.

　Q10・A10で「少なくとも一般の開業歯科医師にはアドレナリン（エピネフリン）やステロイド等の薬剤を常備しておく義務まではない」としましたが，法的義務があるか否かと救命のために何が望ましいかというのは全く別の次元の話です.

　患者の救命のため（ひいては歯科医師に対する国民の信頼の向上のため）にも，いざというときにこれらを使用することができるように準備しておくことが望ましいものといえます.

　現実にアドレナリン（エピネフリン）等の救急薬を開業歯科医師が必要な分量だけを購入することができるのか，実際に緊急的に使用することが可能なのか等，難しい問題はありますが，BLSの次の段階として検討すべき課題と思われます.

診療のすべてに共通していえることですが，詳細かつ正確な記録は歯科医師の身を守ってくれるのです．

Q12 普段の診療の中で気をつけるべきことはあるか？

A12 「薬物アレルギーの発症」や「気道閉塞」等を回避するよう，さまざまな工夫を行うことが望ましいと考えます．

　救命の最初の一歩は，「心停止の予防」です．日本歯科麻酔学会事故対策委員会および同安全医療委員会が全国の郡市区歯科医師会を対象として1978年から1995年，2005年から2008年に実施した「歯科麻酔に関連した偶発症について」というアンケート調査では，歯科治療における死亡症例の主な死因として，「急性心不全」「脳血管障害」「薬物アレルギー」および「気道閉塞」が挙げられています（コラム②参照）．ですから，普段の診療の中で気をつけることができる「薬物アレルギーの発症」や「気道閉塞」等を回避するよう努めることが，救命の第一歩となります．

　「薬物アレルギーの発症」を回避するためには，予診票の確認，丁寧な問診と記録が大切になります[*1]．なお，再初診となって予診票が複数枚作成されている場合には，すべて確認してください．以前の予診票にはアレルギーがあることが記載されていたり，服薬していることが記載されているけれども，最新の予診票には記載されていないといった事態も想定できるからです．また，問診を実施したら，その要点だけでもよいので記録に残してください．そうしなければ，問診をしたかどうか，その内容がどのようなものだったのか，事後的に確認することが不可能となるからです．加えて，高齢者等で服薬している薬剤を正確に把握していない可能性がある場合には，患者に断ったうえで家族等に問い合わせたり[*2]，お薬手帳を持参してもらったりする等の工夫を行うことが望ましいものと思われます．

　歯や治療器具による「気道閉塞」については，例えば厚生労働省委託事業「歯科保健医療情報収集等事業」に基づいて作成された『歯科治療時の局所的・全身的偶発症に関する標準的な予防策と緊急対応のための指針』には，

- 舌根部にガーゼを置く方法
- ラバーダム防湿を行う方法
- 座位で行う方法
- 小器具にストラップ（デンタルフロス）をつける方法
- ラバーダム防湿を行わずに小児の歯科治療を行う際に顔を患側にいくらか傾けて操作する方法

等が紹介されていますので，臨床に採り入れてみてはいかがでしょうか．

　なお，平成22年には埼玉県において2歳の患児の上唇と歯茎の間に挟んだロールワッテが落下して気道閉塞を引き起こし，同患児が死亡した事故が起きました．この事案では，歯科医師には，ロールワッテを間断なく指で押さえる等の落下防止のための措置をとらなかったとして有罪判決が下されております（罰金80万円，さいたま地裁平成26年10月10日判決）．歯や器具の落下には十分対策を講じてください．

＊1　例えば，アスピリン喘息（NSAIDs過敏症）の重積発作によって患者が死亡した事例についての前橋地裁平成24年8月31日判決は，「少なくとも喘息に罹患していることが明らかである患者に対して（アスピリンを）使用する場合は，使用の可否を判断し，副作用発症の予測をするために，過去にアスピリン喘息と診断されたことがないか，PL顆粒等のNSAIDsを含む薬の服用の有無やその時期，喘息を発症した時期，鼻・副鼻腔疾患の有無等について十分な問診を行うべきである」（括弧内，筆者加筆）と判示しています．

＊2　家族に問い合わせるためには，この患者が歯科医院にかかって治療を受けようとしていることを伝えることになるため，個人情報の問題が生じます．もっとも，個人情報の取り扱いに関して適切に院内掲示がなされていれば，逐一患者の同意を取る必要はありませんし，患者に尋ねて断られたとしても，生命身体の保護のために必要であれば患者親族等に問い合わせることが可能です（末石倫大：歯科医療における守秘義務〜超高齢社会における個人情報の第三者提供〜．日本歯科医師会雑誌，68（2）：19-26，2015．）．

Q13 医療安全対策でトラブルとなったら，どこに相談すべきか？

A13 歯科医師会や（顧問）弁護士に相談し，金銭の要求があれば保険会社にも連絡しておきましょう．

　ご所属の歯科医師会に相談すべきでしょう．医療紛争（医療機関側）を専門分野としている顧問弁護士がいる場合には，その方に相談すべきです．迅速な対応が可能でしょう．また，金銭の要求がなされる可能性がある場合には，加入している歯科医師賠償責任保険の引受保険会社に連絡しておくべきと思われます．

　いずれにしても，安易な素人判断で，金銭の補償や法的責任についての話をしないことが肝要です．患者またはその親族から強く要求されたので，「今回の事故の責任はすべて私にあります．○○したことによって，患者である□□さんに△△が生じました．治療費や慰謝料はすべてお支払いいたします」といった念書を書かされてしまったという医師・歯科医師も，ごく稀にいらっしゃいます．後から仔細に検討したら，結果に至る機序も間違っていたし，法的責任もなかった等ということもあり，かえって紛争がこじれてしまいます．

Q14 「善きサマリア人の法」というものを聞いたことがあるが，これによって法的責任が免除されることはないのか？

A14 歯科治療中または直後に急変した患者に対してBLSを実施する場合に，法的責任を制限する規定が適用される可能性は低い．

「善きサマリア人の法」とは，緊急に救助を行う人が報酬を期待せずに誠実に行った場合には責任を問わないという趣旨の法をいいます．日本には全く同趣旨の規定はありませんが，民法第698条には「管理者は，本人の身体，名誉又は財産に対する急迫の危害を免れさせるために事務管理をしたときは，悪意又は重大な過失があるのでなければ，これによって生じた損害を賠償する責任を負わない」と定められています．

この規定は「緊急事務管理」と呼ばれており，義務がないのに他人のために緊急に救命処置を行ったような場合には，「悪意又は重大な過失」がなければ損害賠償責任を負わないとした規定です．

例えば，駅のホーム等で近くに立っていた人が急に発作を起こして倒れてしまった場合に，BLS実施者の責任は限定されることになります．

しかしながら，歯科治療を実施したところ心停止が生じてしまったような場合には，歯科医師には患者を救命する義務がありますから，「緊急事務管理」の規定は適用されません（他方，歯科治療とは関係なく，例えば，待合室で待っている患者や，付き添いで来院した患者親族に対してBLSを実施する場合には，緊急事務管理の規定が適用されるものと思われます）．

おわりに──"法律"は先生方のBLSを求めている！

以上のとおり，いくつかの裁判例は，歯科医師の先生方にBLSを行う義務を認めたと読みうる判示をしています．そうすると，歯科医師の先生方もBLSについて研鑽を積み，もしものために準備を行っておき，いざというときは躊躇せず迅速に行動に移すという対応が，法的リスク管理の面からも安全であるということができます．

緊急時に完璧な対応を行うことは難しいと思われます．ですから，万が一，迅速なBLSにもかかわらず患者が不幸な経過をたどってしまい，先生方が法的責任を追及される場面に遭遇した場合には，われわれ弁護士が現場の声を司法の場に届けなければならないのだろうと考えます．

BLSについて学び，準備し，実践することが法的リスク管理の面からも望ましいことを強調し，医療機関側弁護士としての使命を記し，まとめとさせていただきます．本章が先生方の参考となったのであれば幸甚です．

索引

【欧文】

AED（自動体外式除細動器）
　28, 54
AED パッド　16
AHA　19
ALS（advanced life support）　9
BLS（basic life support）　8
BLS アルゴリズム　10
CoSTR　17
JRC 蘇生ガイドライン 2015　8

【あ】

アスピリン　43
アドレナリン　42
アトロピン硫酸塩水和物　41
アナフィラキシーショック　41, 53
安全対策　64
医療従事者用 BLS　13
インシデント（ヒヤリ・ハット）
　47
エチレフリン塩酸塩　41

【か】

過換気発作　41
過失の程度　62
片手すくい上げ法（one-hand
　technic）　48
気管支喘息　41
救命技能認定証　56
救急蘇生法の指針 2015　2
救急薬品　40
胸骨圧迫　11, 26
狭心症発作　41
緊急事務管理　70
筋肉内注射法　42

頸動脈触知　11, 14
血圧上昇　41
血圧低下　41
血管迷走神経反射　41
誤飲・誤嚥　48
国際蘇生連絡協議会（ILCOR）　17

【さ】

サルブタモール硫酸塩　43
三角筋　42
酸素（ボンベ）　43
ジアゼパム　43
死線期呼吸　11, 24
自動体外式除細動器（AED：
　automated external defibrillator）
　9
市民救助者用 BLS　12
硝酸イソソルビド　42
小児用のパッド　16
人工呼吸　27
心肺蘇生法（CPR：cardiopulmonary
　resuscitation）　8
成人用パッド　16
全身偶発症　41
蘇生ガイドライン 2015　2

【た】

大腿四頭筋外側広筋　42
チョークサイン　32
低血糖発作　41
糖水　43
頭部後屈あご先挙上法　14, 25
動脈血酸素分圧　44
動脈血酸素飽和度　44

【な】

ニトログリセリン　42
ニフェジピン　41
日本救急医療財団　2, 47
日本蘇生協議会（JRC）　2, 8
脳梗塞・心筋梗塞　41

【は】

賠償責任　60
バイスタンダー　8
バイタルサイン　22
背部叩打法　33
バッグバルブマスク　44
針刺し事故　48
パルスオキシメーター　44, 45
フェイスシールド　14
腹部突き上げ法（ハイムリック法）
　32
普通救命講習　55
法的責任　58
法的リスク管理　70
ポケットマスク　14

＜HYORONブックレット＞

◆「HYORONブックレット」は，月刊『日本歯科評論』誌上でご好評をいただき，バックナンバーとしても多くのご要望があった特集などを，雑誌掲載後の情報も適宜追加し，ワンテーマの書籍として読みやすく再編するシリーズです．

◆本書は，2016年1月号掲載「Topic『日本蘇生協議会 蘇生ガイドライン2015』の主な変更点について」（著／一戸達也），2016年7月号掲載「特集：もう慌てない，戸惑わない みんなでマスターする救命処置」（著／松浦信幸，牧 宏佳，谷本幸司，末石倫大）を再編しました．

本書の複製権・公衆送信権（送信可能化権を含む）は，（株）ヒョーロン・パブリッシャーズが保有します．本書を無断で複製する行為（コピー，スキャン，デジタルデータ化など）は，著作権法上の限られた例外（私的使用のための複製）を除き禁じられています．また私的使用に該当する場合でも，請負業者等の第三者に依頼して上記の行為を行うことは違法となります．
JCOPY ＜（社）出版者著作権管理機構 委託出版物＞
本書を複製される場合は，そのつど事前に（社）出版者著作権管理機構（Tel 03-3513-6969，Fax 03-3513-6979，e-mail：info@jcopy.or.jp）の許諾を得てください．

HYORON ブックレット

もう慌てない，戸惑わない
院内スタッフみんなでマスターする救命処置

2018年4月13日　第1版第1刷発行　　　　　＜検印省略＞

監 修　一 戸 達 也
編著者　松 浦 信 幸
発行者　髙 津 征 男

発行所　株式会社 ヒョーロン・パブリッシャーズ

〒101-0048　東京都千代田区神田司町2-8-3　第25中央ビル
TEL 03-3252-9261～4　振替 00140-9-194974
URL：http://www.hyoron.co.jp　E-mail：edit@hyoron.co.jp
印刷・製本：錦明印刷

©ICHINOHE Tatsuya, MATSUURA Nobuyuki et al, 2018
Printed in Japan
ISBN978－4－86432－043－6 C3047
落丁・乱丁本は書店または本社にてお取り替えいたします．